RELATION CHIRURGICALE

DU SIÉGE

DE LA

CITADELLE D'ANVERS.

IMPRIMERIE D'HIPPOLYTE TILLIARD, RUE DE LA HARPE, N. 88.

RELATION CHIRURGICALE

DU SIÉGE

DE LA

CITADELLE D'ANVERS.

Par Alexandre **PAILLARD**,

Docteur en Médecine et en Chirurgie.

*Pateant certantibus campi : jàm corpora procumbunt
humi truncata : membra latè dispersa sternuntur ;
manat undiquè cruor ; salus una restat moribundis ;
vocant hominis amicum. Ecce chirurgus.*

(Theses in Parisinis chirurgiæ scholis, anno 1703).

A PARIS,

CHEZ J. B. BAILLIÈRE, LIBRAIRE

DE L'ACADÉMIE ROYALE DE MÉDECINE,

RUE DE L'ÉCOLE DE MÉDECINE, Nº 13 bis ;

A LONDRES, MÊME MAISON, 219, REGENT STREET.

—

1833.

A

M. le Bon Dupuytren,

MEMBRE DE L'INSTITUT,

CHIRURGIEN EN CHEF DE L'HÔTEL-DIEU DE PARIS,

PROFESSEUR A LA FACULTÉ DE MÉDECINE,

OFFICIER DE LA LÉGION-D'HONNEUR, etc.

Son Élève dévoué et reconnaissant,

ALEXANDRE PAILLARD.

AVANT-PROPOS.

Cet opuscule est extrait en grande partie du *Journal universel et hebdomadaire de Médecine*, recueil dans lequel je publie, tantôt seul, tantôt avec mon ami M. le docteur Marx, les leçons de clinique chirurgicale que M. *Dupuytren* fait à l'Hôtel-Dieu de Paris. J'ai réuni tous les fragments que j'avais écrits dans ce Journal sur l'histoire chirurgicale du siége de la citadelle d'Anvers, et je les ai disposés de manière à en faire un travail dont toutes les parties se lient et se suivent, afin qu'elles puissent présenter plus d'intérêt à la lecture.

En publiant ce travail je n'ai pas eu l'intention de faire un corps de doctrine, qui ne peut être édifié que dans un ouvrage suivi, et qui traite de toutes les parties d'une spécialité quelconque : mon but a été seulement de réunir, de grouper les observations les plus importantes que j'ai recueillies dans cette courte, mais glorieuse expédition, et d'en tirer des inductions relatives à la thérapeutique chirurgicale des blessures par armes à feu.

Dégagé de toute influence, de passions *envieuses* ou *jalouses*, j'ai dû présenter ces faits avec *impartialité* et sur-tout avec *vérité* ; je n'ai rapporté que ce que j'ai vu ou entendu dire par des personnes dignes de confiance. Les opinions que j'ai professées, le blâme comme les éloges que je me suis permis de distribuer, le sont sans passion et sans ces invectives, dont la raison publique fait toujours justice de nos jours.

J'ai conçu l'espoir d'être de quelque utilité en livrant ce travail au public. Ceux qui font des livres auront de l'indulgence pour lui, car ils savent ce qu'il en coûte pour les faire ; ceux qui n'en font pas, mais qui en lisent, l'accueilleront aussi avec bienveillance, car ils doivent savoir qu'il n'est pas de si mauvais ouvrage qui n'offre quelque chose de bon à apprendre.

RELATION CHIRURGICALE

DU

SIÉGE DE LA CITADELLE D'ANVERS.

Poussé par le désir d'accroître le nombre des observations que je possède sur les blessures par armes à feu, et principalement celles qui sont produites par l'arme de l'artillerie, je ne voulus pas laisser échapper l'occasion que me présentait le siége de la citadelle d'Anvers par l'armée française pour étudier ces sortes de blessures, occasion qui pouvait ne pas se présenter de long-temps, ou du moins dans des circonstances aussi favorables. En effet, des *ambulances de tranchée* dans lesquelles les premiers secours étaient donnés aux blessés; un peu plus loin, une *ambulance de siége ou de réserve* dans laquelle les opérations urgentes étaient pratiquées; et enfin une grande ville, dans les hôpitaux de laquelle les soins de toute espèce étaient prodigués aux malades, formaient une réunion de circonstances heureuses qui se rencontrent rarement, et qui, pendant nos guerres de la république et de l'empire, ne s'est peut-être jamais vue (1). Il était impossible d'avoir plus de facilités pour voir les blessures à l'instant même où elles étaient faites; les secours instantanés que réclamaient certaines d'entre elles; les opérations qu'elles nécessitaient, les suites de ces opérations, et des traitements divers qui étaient prescrits pour les amener à guérison.

----

(1) C'est peut-être un fait unique dans l'histoire, que le siége d'une citadelle fait par un corps d'armée considérable, citadelle défendue par une garnison nombreuse, commandée par un général ferme et expérimenté, siége qui a été conduit et mené à fin d'après les conditions ordinaires d'un duel.

Je partis, muni de plusieurs lettres de recommandation pour le chirurgien en chef et quelques autres officiers de santé de l'armée du Nord (1); j'arrivai à *Anvers* deux jours avant la fin des combats. J'eus donc, d'une part, le magnifique spectacle d'une armée attaquant, avec toutes les ressources de la science la plus profonde, et d'un courage véritablement sur-humain, une place formidable défendue avec une grande obstination et une rare valeur ; d'une autre part, je vis comment se fait la chirurgie de bataille. C'est là que j'eus l'occasion d'apprécier l'étendue du mérite de nos chirurgiens militaires, le zèle qui les anime, les efforts qu'ils font, et les peines infinies qu'ils se donnent pour abréger ou adoucir les souffrances de nos braves soldats. Il faut avoir été témoin oculaire de leur manière de faire et des circonstances difficiles dans lesquelles ils se trouvent, pour avoir une juste idée des services qu'ils rendent à l'humanité.

L'armée française franchit la frontière le 15 novembre 1852, pour aller attaquer la citadelle d'Anvers. Voici comment était distribué son service de santé sous le rapport chirurgical. L'armée était organisée en un corps d'avant-garde, quatre divisions d'infanterie, une division d'infanterie de réserve, deux divisions de cavalerie, les troupes du génie, de l'artillerie, plus, le train du génie de l'artillerie et des équipages. A chacune de ces divisions, ainsi qu'au corps d'avant-garde, était attachée une ambulance, composée d'un chirurgien-major, d'un aide-major, de quatre sous-aides, d'un pharmacien aide-major et d'un sous-aide pharmacien. Les divisions de cavalerie seules n'avaient point de pharmaciens. Enfin, au parc d'artillerie, de génie et des équipages, étaient attachés un chirurgien-major et un aide-

---

(1) Je tenais ces principales lettres de recommandation de l'amitié de MM. *Sanson* aîné et *Bégin*.

major. De plus, deux aides-majors et dix sous-aides, étaient affectés au service des évacuations des ambulances dans les hôpitaux; c'est sur la demande expresse de M. *Zinck*, et dans ce but, que ces derniers chirurgiens furent attachés à l'armée. M. *Zinck*, chirurgien principal, était le chef de tout le service de santé. Son ambulance, nommée *ambulance de réserve*, était au quartier général. Elle était composée de M. *Forget*, chirurgien-major, de deux aides-majors et de onze sous-aides. Mon confrère et ami, M. le docteur *Hippolyte Larrey*, était un des aides-majors de cette ambulance.

Cette *ambulance de réserve* fut la plus occupée; c'est là que furent reçus et opérés presque tous les blessés de l'armée. Elle était située à *Berchem*, village près d'*Anvers*, dans une maison à peu près à l'abri des projectiles de l'ennemi; je dis à peu près, car plusieurs boulets et obus vinrent tomber près d'elle. Une division détachée de cette ambulance, nommée *ambulance de la tranchée*, était située immédiatement derrière la tranchée, afin d'être à portée de donner les secours les plus pressants, comme de lier une artère ouverte, exercer la compression pour arrêter une hémorrhagie, etc., etc. (1).

---

(1) Cette ambulance représente assez bien, pour les siéges, ce qu'est l'ambulance volante pour les combats en rase campagne; innovation si belle, due à l'illustre *Larrey père*, et qui a rendu et rendra toujours de si grands services à l'humanité. Cette institution fit une grande sensation parmi les soldats; ils étaient tous persuadés d'être secourus aussitôt qu'ils seraient blessés, et d'être enlevés immédiatement du champ de bataille. Auparavant, les réglements militaires voulaient que les ambulances se tinssent constamment à une lieue de l'armée. Rarement elles arrivaient pour secourir les blessés, avant vingt-quatre, trente-six heures et davantage : aussi, beaucoup de blessés périssaient faute de secours. Ce sont ces funestes retards qui firent imaginer à M. *Larrey* les ambulances volantes, en 1792, pendant la campagne du Rhin. Mais c'est seulement

Un aide-major et deux sous-aides, détachés de l'ambulance de réserve, étaient jour et nuit de service à cette ambulance de tranchée, et relevés à tour de rôle. Ces fonctions n'étaient certainement pas sans danger, car les bombes et les boulets de la citadelle traversèrent plusieurs fois les murailles de la maison et de l'église dans lesquelles elle était établie.

Les blessés étaient amenés à l'ambulance de réserve, pansés ou opérés immédiatement, et après quelques heures de repos sur des lits de camp recouverts de matelas ou de paille, transportés soit à l'hôpital d'Anvers, s'ils étaient gravement atteints, ou s'ils avaient subi de grandes opérations, soit à l'hôpital de Malines et autres villes voisines ; si leurs blessures étaient légères. Chacune de ces évacuations avait régulièrement lieu deux fois par jour, le matin à neuf heures, et le soir à quatre heures. Elles étaient toujours accompagnées d'un ou plusieurs sous-aides, suivant que la gravité des cas l'exigeait.

Tous ces détails d'organisation intéressants à connaître, pour avoir une idée de ce qui se passait dans ce service de l'armée, m'ont été donnés par M. *Zinck*, qui me fit l'accueil le plus bienveillant et le plus amical, et mit un empressement extrême à me mettre au courant de tout ce qui pouvait m'intéresser. Le souvenir de tous ses bons procédés ne sortira jamais de ma mémoire. Je dois aussi des remerciements bien sincères à M. *Forget* et à M. *Hippolyte Larrey*. Les premiers pas de ce dernier dans le service de la chirurgie militaire, présagent assez qu'il soutiendra dignement le nom de son illustre père. Les rensei-

---

en 1797, dans les campagnes d'Italie, sous *Bonaparte*, qu'il obtint les moyens de les perfectionner et d'en compléter l'organisation sur le pied militaire. (Voir, pour plus de détails à ce sujet, les Mémoires et Campagnes de M. Larrey.)

gnements et les documents que ces deux chirurgiens m'ont fournis, m'ont été d'une grande utilité pour compléter cette relation.

L'hôpital militaire d'*Anvers* était confié à MM. *Gosué* et *Seutin*. M. *Gosué* était médecin en chef de l'hôpital depuis de longues années. M. *Seutin*, ancien chirurgien militaire et actuellement chirurgien en chef de l'hôpital civil de Bruxelles, était accouru à *Anvers* aussitôt que les hostilités commencèrent. Il fut mis à la tête du service chirurgical de l'hôpital, service dont il s'est acquitté avec un zèle dont les blessés français ne sauraient trop se louer. Il fut admirablement secondé par M. *Gosué* dans cette tâche pénible. Je dois beaucoup à l'obligeance de tous les deux. On trouvera dans le cours de ce travail les communications bienveillantes qu'ils m'ont faites.

Leurs peines et leurs fatigues furent encore accrues par l'arrivée des blessés hollandais, qui, dès le 24 décembre, furent évacués de la citadelle sur l'hôpital militaire d'Anvers. Ces malheureux, qui étaient dans un état vraiment déplorable, fournirent encore quelques éléments à notre instruction, et à MM. *Seutin* et *Gosué* une nouvelle occasion de déployer leur zèle et leur humanité (1).

---

(1) Ces Hollandais, au nombre de soixante-dix ou soixante-quinze, presque tous amputés d'un ou plusieurs membres, se trouvaient dans un état cruel avant la prise de la citadelle. Qu'on se figure trois cent cinquante blessés renfermés dans un réduit étroit, couchés sur de la paille, et si rapprochés les uns des autres qu'ils se touchaient ; et que, pour faire les pansements et les opérations, les chirurgiens hollandais étaient obligés de faire reculer les voisins des blessés, pour placer leurs pieds, et se mettre à cheval sur leur malade ; et, pour faire cette besogne, ils se tenaient à demi-courbés, le peu de hauteur de l'hôpital casematé ne leur permettant pas de prendre une autre attitude. Une odeur affreuse régnait dans cet endroit ; on pouvait à peine y respirer ! Il faut avoir vu cette citadelle après sa reddition, pour se faire une idée de l'horrible situation dans laquelle se trouvaient la garnison hollandaise et ses blessés. Cette citadelle présentait l'image du cahos ; tout y était bouleversé comme par un

Quelques jours après l'arrivée des Hollandais blessés, M. *Seutin* fut rappelé à Bruxelles pour y reprendre ses fonctions à l'hôpital civil. Le service chirurgical de l'hôpi-

---

tremblement de terre prolongé. Dès le 10 décembre (et la citadelle ne se rendit que le 23), presque tous les bâtiments avaient été enfoncés, détruits, incendiés ; le 11, la partie de la garnison qui n'était point de service, n'avait plus, pour se mettre à l'abri, que les poternes, les communications et les galeries: alors même, elle y était si entassée, qu'une moitié restait debout et à demi-courbée, pendant que l'autre restait assise ou couchée, pour prendre quelques heures de repos. Dans les derniers jours du siége, une partie de ces derniers abris ayant été enfoncée par les bombes, la garnison toute entière ne pouvait plus s'y loger. Alors, trois cents hommes, faute de place, étaient constamment en dehors des casemates demeurées intactes ; on les relevait de temps en temps, et d'autres, en nombre égal, venaient les remplacer, et demeuraient exposés, comme les premiers l'avaient été, au feu terrible des assiégeants. On sait que le tir de ces derniers avait été calculé de telle sorte que, à chaque instant, à chaque minute, pour ainsi dire, il tombait un gros projectile dans la citadelle.

L'hôpital casematé avait été lui-même enfoncé dans plusieurs points, par les bombes qui éclataient au milieu ou tout près des blessés. C'est alors qu'on vit plusieurs fois, à ce que me dit un chirurgien hollandais, des amputés chercher à s'échapper de leur misérable réduit, pour éviter les éclats de ces projectiles. Qu'on juge des effets de ces mouvements désordonnés sur les plaies des amputations. Aussi, ne dûmes-nous pas être étonnés de voir tant de ces plaies dans un si mauvais état, tant de moignons coniques. Loin d'accuser de ces malheurs l'incapacité des chirurgiens hollandais, comme on l'a injustement dit dans quelques journaux *belges* et français, nous dûmes plutôt les attribuer à la difficulté de leur position, et aux terreurs qu'éprouvaient les amputés. Les blessés hollandais, autres que les amputés, furent, en vertu d'un article de la capitulation, conduits à bord de navires qui les transportèrent, par l'Escaut, à *Berg-oop-Zom* leur patrie. Il étaient au nombre de trois cents à peu près.

Les assiégés eurent deux cents et quelques hommes tués pendant le cours du siége. Tout occupés du soin de la conservation des vivants, ils enterraient leurs morts avec une extrême précipitation, dans les divers points du terrain les plus rapprochés d'eux dans la citadelle. Aussi étaient-ils à peine couverts de terre, et quand on remuait le sol avec le bout du pied, on découvrait, de tous côtés, des cadavres à demi putréfiés, et exhalant une odeur infecte.

tal militaire d'*Anvers* fut alors laissé à M. *Gosué*, qui le partagea de suite avec M. *Forget*, que M. *Zinck* avait laissé à Anvers pour le tenir au courant de la situation des blessés français, et les accompagner à leur retour en France. A M. *Forget* furent adjoints MM. *Périer* et *Thomassin*, jeunes sous-aidès fort instruits et très dévoués.

Cette disposition ne put qu'être très agréable aux blessés français, qui, malgré les soins assidus et éclairés des médecins et chirurgiens belges, préféraient tout naturellement les recevoir de leurs compatriotes (1).

---

(1). Les militaires ont beaucoup d'attachement pour leurs chirurgiens, et ne laissent échapper aucune occasion de le leur témoigner. Tout le monde connaît cette scène attendrissante d'*Ambroise Paré*, sur la brèche, au siége de Metz, où, pressé dans les bras des généraux, béni des soldats, et ranimant par sa présence la garnison découragée, il entend retentir autour de lui ce cri si touchant et si flatteur : « Il est enfin arrivé, notre ami, notre ange tutélaire : nous ne risquons plus de mourir de nos blessures! »

M. *Larrey* est devenu, dans une circonstance très marquante, l'objet de la plus vive sollicitude de la part des soldats. Voici comment il raconte cette épisode de sa vie : « Au passage de la *Bérézina*, j'étais près de périr dans la foule, lorsque, heureusement, je fus reconnu ; aussitôt chacun s'empresse de favoriser mes efforts ; transporté par les soldats, de l'un à l'autre, je me trouvai, à ma grande surprise, en peu de momens sur le pont. Ce témoignage qu'ils me donnèrent de leur attachement, dans cette circonstance, me fit bientôt oublier et les dangers que j'avais courus, et la perte que je venais de faire de mes équipages. »

Du reste, au siége d'Anvers, rien n'avait été négligé pour ne pas compromettre inutilement la vie des hommes et assurer leur soulagement quand ils étaient blessés. La perte que l'armée a éprouvée est très regrettable, sans doute ; mais si on la compare aux moyens de destruction contre lesquels nos troupes avaient à lutter, on en conclura que jamais, peut-être, on n'avait autant tenu compte de la vie des hommes. Cela sera un trait distinctif de cette courte, mais glorieuse campagne, dans laquelle la prudence et les soins paternels des chefs ont égalé le courage et la résignation des soldats. Les chirurgiens n'ont rien laissé à désirer, et, parmi les

L'armée française compta près de sept cents blessés, et cent et quelques tués. Parmi les premiers, deux cents militaires atteints des plus graves lésions furent évacués sur l'hôpital militaire d'Anvers. Ces braves compatriotes m'offrirent un vaste champ pour mes observations. Je vis toutes les espèces de blessures par armes à feu, par balles de fusil et de rempart, par biscaïens, boulets, obus, bombes, pierriers, par les éclats de pierres et de bois détachés par ces projectiles, etc., etc. Là, j'eus nombre de fois l'occasion de voir combien étaient justes les idées de notre illustre maître M. *Dupuytren*, sur les blessures par armes à feu ; là, j'eus aussi le plaisir de voir que les principes qu'il enseigna publiquement à l'Hôtel-Dieu de Paris, lors de la révolution de juillet en 1830, et les combats de juin en 1832 (1), n'étaient étrangers ni aux chirurgiens de l'armée

---

soldats infirmiers, plusieurs ont été tués en allant relever les blessés sous le feu de la citadelle. A peine un militaire était-il frappé, que des brancards, placés à proximité, servaient à le transporter aux ambulances. Des secours de tous genres avaient été envoyés dans ces ambulances et aux hôpitaux militaires. Dès l'entrée de l'armée française en Belgique, l'intendant en chef avait fait, d'après les ordres du ministre de la guerre, les dispositions nécessaires pour le traitement des blessés, dans les hôpitaux belges. Plus de dix-huit cents places leur étaient réservées, et ce nombre a été bien plus que suffisant, puisque cinq ou six cents blessés, tout au plus, y ont été admis.

Tout était donc organisé, dans cette circonstance, de la manière la plus heureuse ; tout était fait pour exciter la reconnaissance du blessé.

Si le siége s'était prolongé, de nouveaux secours seraient arrivés. Déjà des hommes de l'art se préparaient à venir de *Berlin*, soit pour offrir leurs services, soit pour étudier les blessures par armes à feu. J'ai vu trois ou quatre jeunes chirurgiens anglais qui étaient venus dans cette dernière intention. Mais la citadelle était rendue lorsqu'ils arrivèrent, et ils ne restèrent que peu de jours dans la ville.

(1) Voir les *Leçons orales de Clinique chirurgicale*, faites à l'Hôtel-Dieu de Paris, par M. *Dupuytren* ; ouvrage publié par livraisons, chez Germer Baillière.

ni aux chirurgiens belges, et qu'ils étaient tous d'accord sur leur utilité. Ces principes, nous aurons occasion de les rappeler souvent dans le cours de cette relation ; et en attendant que M. *Dupuytren* les livre au public d'une manière complète et détaillée, dans l'ouvrage auquel nous travaillons avec mon ami M. *Marx*, sous sa direction immédiate, nous ne manquerons pas d'en faire ressortir ici toute l'importance, tant sous le rapport théorique que sous le rapport pratique (1).

Les projectiles lancés par la poudre à canon sur le corps humain, produisent ou des contusions, ou des solutions de continuité. Les premières peuvent être simples ou compliquées, aux membres comme au tronc. Les secondes peuvent être, comme les premières, simples ou compliquées aux membres. Au tronc, elles peuvent se borner à intéresser une partie de l'épaisseur des parois des cavités splanchniques, ou bien être pénétrantes avec ou sans lésion des viscères que ces cavités renferment.

Parlons d'abord des contusions.

Des contusions produites par les projectiles lancés par la poudre à canon.

Le siége d'Anvers nous a offert une grande quantité de contusions, produites par toute espèce de projectiles lancés, soit par des armes à feu portatives, ou par des bouches à feu : les unes simples, légères, superficielles, et pour lesquelles beaucoup de militaires ne voulurent pas entrer à l'hôpital ; les autres profondes, graves, accompagnées de grands désordres à l'intérieur des membres, des cavités,

---

(1) Cet ouvrage paraîtra très prochainement chez J.-B. Baillière ; l'impression en est très avancée.

très souvent suivies de la mort, et même d'une mort instantanée. Pour se rendre bien compte des faits que nous avons observés, entrons dans quelques détails sur la contusion et ses degrés.

La contusion est une lésion dans laquelle les parties éprouvent, dans leur texture et dans une étendue plus ou moins grande, une altération qui varie depuis la rupture des vaisseaux les plus petits, jusqu'à la désorganisation la plus complète de ces parties. Cette blessure présente donc plusieurs degrés. M. *Dupuytren* en admet quatre. Le premier consiste dans la rupture des vaisseaux les plus petits de la partie affectée, dans une infiltration de sang et dans une ecchymose. Dans le deuxième degré, il y a une rupture de vaisseaux d'un calibre plus fort, déchirure plus grande du tissu des parties, et épanchement d'une quantité plus ou moins grande de sang. Dans le troisième, il y a une altération plus profonde, et très souvent gangrène. Dans le quatrième enfin, il y a une véritable attrition, une désorganisation complète de ces tissus.

Tous ces degrés peuvent être produits par les projectiles lancés par la poudre à canon; mais ce n'est que lorsqu'ils sont arrivés au terme de leur course, que les balles, les biscaïens, les boulets, les pierres, les éclats de bombes, etc., peuvent produire ces effets, ou bien lorsqu'ils frappent obliquement les tissus. Le premier degré est presque insignifiant dans la plupart des cas. La douleur est ordinairement peu forte, à moins que les parties contuses ne soient appuyées sur des os, ou bien que des nerfs un peu volumineux ne soient froissés par le projectile. Dans ce dernier cas. il en résulte des fourmillements, un engourdissement d'une durée plus ou moins longue sur le trajet de ces nerfs, une paralysie momentanée plus ou moins complète des muscles auxquels ces nerfs se distribuent. Tel est, par exemple, la contusion du nerf radial, du cubital, du frontal, du saphène externe, interne, etc., etc.... Souvent des névralgies permanentes, ou au moins d'une longue durée, sont le résultat de ces contusions.

L'ecchymose, résultat de l'infiltration du sang, consiste, quand elle est à la surface du corps, en une tache violette, devenant successivement bleue, verte, jaune, et qui disparaît tout-à-fait au bout d'un temps plus ou moins long. Cette ecchymose ne paraît que lorsqu'elle est superficielle; immédiatement, lorsqu'elle est dans l'épaisseur de la peau; deux, trois jours après, et même davantage, quand elle est dans le tissu cellulaire sous-cutané : elle ne paraît pas quand elle est profonde.

Ce degré de la contusion constitue une maladie légère, dans le plus grand nombre de cas, et qui n'exige que le repos, l'emploi de résolutifs de nature sédative, tels que l'acétate de plomb étendu d'eau, ou bien quelques émollients unis aux narcotiques, etc., etc.

Nous venons de dire que la contusion au premier degré était une maladie légère, *ordinairement*; c'est à dessein que nous avons dit *ordinairement*, car lorsqu'elle siége sur des organes profonds, elle peut y faire naître une inflammation fâcheuse; quand elle siége sur des organes glanduleux, comme le testicule chez l'homme, la mamelle chez la femme, elle peut amener des indurations chroniques, des dégénérescences squirrheuses, cancéreuses; sur les os, elle peut agir de même. Enfin, elle peut amener la perte de certains organes délicats et superficiellement placés; de l'œil, par exemple.

Voici un fait de cette nature que j'ai observé au *siége d'Anvers.*

Fonteneau, âgé de vingt-six ans, chasseur au dix-neuvième régiment d'infanterie légère, était de service avec sa compagnie à la tranchée, le 7 décembre 1832. Une bombe tombe au milieu de cette compagnie. Son arrivée est annoncée par un chasseur. Tous les soldats se jettent à plat ventre. La bombe tomba et éclata entre les jambes de *Fonteneau*; lui seul fut blessé. Un éclat volumineux lui broya le pied et l'extrémité inférieure de la jambe. D'autres éclats, en très grand nombre, mais très petits, le frappèrent sur diverses parties de son corps, et lui firent une foule de contusions. Sa capote fut mise en pièces. Un de ces éclats entre autres le frappa à l'œil; il y ressentit une douleur vive, et peu d'instants après, il se manifesta à la paupière inférieure une ecchymose considérable.

L'amputation de la jambe ayant été jugée indispensable, fut immédiatement pratiquée à l'ambulance de réserve, et *Fonteneau* évacué sur l'hôpital militaire d'*Anvers*. La contusion des paupières fut, pour ainsi dire, oubliée. Huit ou dix jours après, l'ecchymose et le gonflement étant presque dissipés, le blessé s'aperçut qu'il ne voyait plus du tout de son œil. Le 26 décembre, époque à laquelle je pris son observation, son état général était parfaitement bon; sa plaie réunie par première intention était presque guérie; il était sans fièvre, avait de l'appétit; mais son œil gauche était tout-à-fait insensible à la lumière; la pupille était dilatée, immobile, d'un noir très foncé. Il n'y avait aucune autre altération apparente dans les membranes et dans les humeurs de l'œil. Mais *Fonteneau* ne distinguait absolument rien; l'amaurose était complète de ce côté.

Nous avons souvent vu à l'Hôtel-Dieu de Paris des amauroses, produites par le choc de corps contondants sur le globe oculaire, comme un violent coup de poing, un coup de baguette, etc., etc. Ces chocs n'étaient suivis d'aucune altération apparente dans les membranes et les humeurs de l'œil, qui conservaient leur transparence habituelle.

Cependant les malades étaient privés de la vue. Le plus ordinairement ces amauroses étaient incurables ; on épuisait inutilement tous les moyens connus pour les guérir ; les malades restaient presque toujours aveugles ou borgnes, suivant que la contusion avait porté sur un seul œil , ou sur tous les deux.

Dans le deuxième degré de la contusion, il y a déchirure de vaisseaux d'un calibre assez fort ; d'où il résulte la formation de cavités remplies de sang, et par suite des tumeurs, de véritables foyers sanguins. Ces tumeurs fluctuantes à leur centre, parce que c'est là que se trouve l'épanchement, présentent à leur circonférence une résistance circulaire, qui, dans certaines circonstances, a été regardée comme le signe et la preuve d'une fracture avec enfoncement, quand ces tumeurs siégeaient au crâne. Cette résistance circulaire indique le lieu où les liquides cessent d'être épanchés, d'être réunis au foyer. C'est là où ils commencent à être infiltrés.

J'ai observé à *Anvers* un nombre très considérable de ces tumeurs ou bosses sanguines, qui étaient produites par des projectiles de divers volumes arrivés à la fin de leur course. J'ai parfaitement observé au crâne, et à la poitrine sur-tout, ces dépressions circulaires qui limitent le foyer sanguin , et l'illusion qu'elles produisent ; elle est vraiment complète. On croirait à la voûte du crâne et sur le sternum, à une véritable fracture avec enfoncement très profond. On a beaucoup de peine à se défendre d'une pareille erreur. On conçoit que cette erreur serait fort préjudiciable aux blessés, si elle portait des personnes inexpérimentées à faire des incisions sur ces tumeurs, afin de voir en quel état se trouvent les os. Elle aurait au moins pour résultat de faire terminer, par suppuration, une maladie qui guérit le plus ordinairement sous l'influence des résolutifs de nature sédative, des émissions sanguines locales, faites par des sangsues à la base des tumeurs, des émollients, de la diète, du repos, des boissons délayantes, etc., etc.

J'ai vu souvent aussi dans ces tumeurs qui étaient récentes, des battements très sensibles et isochrônes à ceux du pouls. Ces battements, qui simulent jusques à un certain point des anévrysmes, sont dus à la rapidité avec laquelle le sang s'échappe des artérioles divisées. On conçoit qu'il faut bien se garder de prendre ces battements comme la preuve d'ouverture de vaisseaux considérables, et surtout d'agir en conséquence de cette erreur. Au bout de quelques heures, les parties distendues par le sang résistent à l'abord d'une nouvelle quantité de ce liquide, et les battements cessent.

Dans la contusion au troisième degré, il y a une grande désorganisation dans les parties frappées, qu'elles soient molles ou solides. Ce degré peut exister, comme le suivant, avec ou sans déchirure. Il s'établit au milieu de ces parties une lutte entre la vie et la mort. De là, cette nécessité de bien observer la marche des phénomènes que présente ce travail, afin de bien en diriger le traitement. Certaines parties sont tellement contuses que la vie y est détruite sans retour. Aucun effort de la nature ou de l'art ne peut l'y rappeler. Elles doivent être nécessairement éliminées, car elles forment escharre. Favoriser cette élimination des parties mortes, et éviter les effets de leur décomposition sur des parties vivantes, par des applications toniques spiritueuses, antiseptiques, telles que le quinquina, l'eau-de-vie camphrée, les chlorures étendus d'eau, etc., etc. ; circonscrire l'inflammation des parties qui entoure cette gangrène dans des limites convenables; empêcher par les moyens appropriés qu'elle ne pèche par excès ou par défaut, car, dans l'un et l'autre cas, la vie s'éteindrait facilement dans les parties contuses : tel est le traitement qu'exigent ces contusions, dont les projectiles lancés par la poudre à canon, et principalement par les bouches à feu, fournissent les plus nombreux exemples. C'est de cette manière qu'ont été traitées ces contusions à l'hôpital militaire d'Anvers, et on n'a eu qu'à se louer des résultats obtenus.

Dans le quatrième degré de la contusion, il y a mort immédiate des tissus frappés; il y a attrition. Ici, plus d'espérance de ranimer la vie, elle est perdue sans retour. Ces parties ainsi frappées d'attrition doivent être éliminées. Elles peuvent se présenter encore sous deux états : ou bien il y a en même temps une déchirure aux téguments; ou bien la peau, ayant résisté par son élasticité à l'action de la cause vulnérante, cache tous les désordres qui existent sous elle.

Parmi les effets très singuliers que produisent les boulets, bombes, biscaïens et autres gros projectiles, c'est ce dernier qui a le plus vivement frappé les praticiens, et il ne cesse même d'être encore, pour le vulgaire, une source de suppositions plus absurdes les unes que les autres. La peau est tout-à-fait intacte, on n'y remarque souvent pas même la moindre ecchymose ; mais on retrouve le tissu cellulaire sous-jacent, les muscles, les os, les organes profonds, déchirés, broyés et réduits en bouillie.

On imputa d'abord ces phénomènes à la commotion violente que l'on supposait communiquée à l'air par le boulet même; on imaginait que ce fluide élastique, étant rapidement déplacé par la rencontre du projectile, était capable d'exercer sur les corps environnants une pression suffisante pour détruire leurs différentes parties. C'est ce que l'on nomma *contusion par l'air, contusion par le vent du boulet.* Comment pouvait naître cette compression violente au milieu de l'air libre? Si cette théorie était fondée, comment

se faisait-il, que dans tant de batailles, des soldats, des officiers ont leurs chapeaux, leurs plumets, leurs armes, leurs habits et même leurs cheveux emportés en partie, sans en éprouver d'accidents ? Dans bien des circonstances, des portions du
corps sont emportées sans que les parties adjacentes en aient
souffert. Des militaires ont eu le bout du nez emporté par
un boulet de canon, sans que la respiration ait été altérée
le moins du monde.

On a dit ensuite que les *contusions causées par l'air*
devaient être attribuées à un choc électrique sur les parties :
on supposait que le boulet avait acquis de l'électricité par
le frottement qu'il exerce sur les parois du canon, et qu'il
se décharge au moment où il passe au devant de la personne;
mais on sait que les métaux ne s'électrisent pas par le frottement. Cette explication ne vaut donc pas mieux que l'autre.

Ces effets dépendent des boulets eux-mêmes qui frappent
réellement les parties. Les différents mouvements que le boulet éprouve dans sa course, et l'élasticité de la peau nous expliquent très bien comment surviennent les désordres intérieurs, sans solution de continuité. Le boulet se meut dans un
espace donné, par un mouvement rectiligne que lui imprime la
puissance qui l'a lancé; si dans ce moment il rencontre une de
nos parties, il l'emporte dans une étendue relative à la masse
qu'il frappe; c'est ainsi qu'il emporte souvent des membres
entiers, le bras, la jambe, la cuisse, et les jette au loin; nous
avons été plusieurs fois témoin de ce fait au siége d'*Anvers*.
Mais le boulet, après avoir parcouru une certaine distance,
éprouve, par la résistance de l'air et l'attraction de la terre,
un mouvement décomposé qui le fait tourner sur son axe,
dans le sens de la diagonale. Lorsqu'il tombe à la fin de sa
course, s'il vient à rencontrer une partie de notre corps, il
la parcourt dans une étendue plus ou moins grande de sa
circonférence, absolument comme agit la roue d'une voi-

ture qui passe obliquement sur la cuisse ou sur la jambe d'un individu étendu sur le sol. La peau, douée d'une grande élasticité, cède à l'impulsion de ce corps contondant, et celles qui offrent de la résistance, tels que les os, les tendons, les muscles, les aponévroses, se fracturent, se rompent, se déchirent; par la même raison il arrive que les viscères intérieurs se déchirent. Au premier aspect, toutes les parties semblent être dans l'état d'intégrité; mais des recherches attentives ne permettent pas long-temps de douter du désordre intérieur.

M. *Dupuytren*, dans le cours de ses leçons cliniques ordinaires, et dans celles qu'il a faites spécialement et à diverses reprises sur les blessures par armes à feu, a long-temps insisté sur ces désordres profonds dans les violentes contusions; il citait sur-tout, à cette occasion, le fait remarquable suivant qui a déjà été publié (1).

Un soldat français fut blessé, en 1814, sous les murs de Paris, par un boulet de canon qui le frappa au flanc gauche sans produire de plaie extérieure; il fut transporté à l'ambulance que M. *Dupuytren* avait établie à La Villette. Ses camarades ne lui voyant aucune plaie croyaient qu'il n'avait cherché qu'un prétexte pour quitter le champ de bataille; mais en examinant la partie frappée, M. *Dupuytren* découvrit qu'elle était violette, fluctuante et désorganisée à une grande profondeur. Le blessé fut ramené à l'Hôtel-Dieu, et il succomba plusieurs jours après. A son autopsie on trouva le tissu cellulaire sous-cutané, la masse du sacro-lombaire, les parois de l'abdomen, le rein gauche réduits en bouillie, les nerfs lombaires déchirés, les apophyses transverses des vertèbres lombaires et les dernières côtes vermoulues, la

______

(1) *Leçons orales de Clinique chirurgicale* de M. *Dupuytren*, par une société de médecins.

cavité abdominale, et le côté blessé de la poitrine remplis de sang noirâtre; la peau seule avait résisté à l'action du boulet.

Cette observation que M. *Dupuytren* nous rappelait souvent dans ses leçons cliniques, afin de nous mettre en défiance sur les contusions profondes, mais peu graves en apparence, j'ai eu l'occasion de la renouveler un grand nombre de fois dans mon voyage à Anvers. Là, j'eus aussi l'occasion de voir que ce préjugé de l'action funeste *du vent du boulet*, est toujours très répandu parmi les militaires. Voici les faits que j'ai recueillis sur ce sujet intéressant.

« Le capitaine du génie *Coutault*, étant de service à la tranchée, fut frappé à la partie inférieure et latérale de la poitrine par un boulet de gros calibre. Renversé par la violence du choc, il ne put prononcer que quelques paroles entrecoupées et mourut presque au moment. On le transporta à l'ambulance de réserve à *Berchem*. Ses habits qui ne présentaient aucune déchirure lui furent ôtés, et on ne trouva sur la peau de la poitrine et de tout le reste du corps, aucune plaie, aucune ecchymose. Aussitôt tous les militaires de s'écrier que c'était le vent du boulet qui avait tué le capitaine, lorsque M. *Forget*, en palpant avec soin le côté de la poitrine, trouva quatre ou cinq côtes enfoncées, fracturées, réduites en esquilles nombreuses, les parties molles sous-jacentes en bouillie, ce qui permettait à la main de pénétrer par l'intermédiaire de la peau qui cédait jusqu'au milieu de l'intérieur du thorax. Cet examen suffit pour s'expliquer parfaitement bien la mort de cet officier (1).

Tel fut encore le sort de *Ventre*, soldat du 50ᵉ régiment

---

(1) On est très étonné de voir un auteur distingué comme *Dufouart*, soutenir encore cette vieille erreur d'*Ambroise Paré, sur le vent des boulets*. *Dufouart* soutient en effet, dans son ouvrage publié en 1801, qu'il a vu un jeune fantassin dont les deux tibias avaient été fracturés par le recul de l'air produit par le boulet.

de ligne, qui reçut, le 18 décembre 1832, un coup de boulet à la partie postérieure de l'épaule; il en résulta une fracture comminutive de l'omoplate et de la partie postérieure de plusieurs vraies côtes. La peau n'avait ni plaie, ni ecchymose. *Ventre* ne survécut qu'un jour à cette blessure; il mourut le 19 après avoir craché beaucoup de sang et éprouvé constamment une grande oppression. Le poumon correspondant avait été contus et déchiré dans une grande étendue.

D'autres militaires qui furent aussi gravement atteints et ne succombèrent pas, présentèrent néanmoins un très grand intérêt.

Tel fut *Ogier*, âgé de 24 ans, fusilier au 50e régiment d'infanterie de ligne; il reçut, le 16 décembre 1832, un coup de mitraille dans le côté. Le projectile qui le frappa était un biscaïen ou un petit boulet. Son action eut lieu sur la partie latérale droite de la poitrine, sur les cinquième, sixième et septième vraies côtes dont la partie moyenne fut fracturée; la peau fut tout-à-fait épargnée. Pendant trois jours *Ogier* cracha beaucoup de sang: trois saignées abondantes pratiquées, une chaque jour, firent cesser cet accident. *Ogier* était le 27 décembre dans un très bon état.

Tertiau, âgé de 22 ans, fusilier au 5e régiment de ligne, reçut, le 9 décembre 1832, un coup de boulet mort au niveau du tiers supérieur de l'humérus; cet os fut fracturé simplement, c'est-à-dire en travers; la peau était intacte, aucun accident ne survint. Un appareil ordinaire des fractures du bras, fut appliqué, et le blessé était dans le meilleur état le 26 décembre.

Williaume, âgé de 23 ans, fusilier au 18e régiment d'infanterie de ligne, reçut, le 18 décembre, dans la tranchée, un éclat de bombe à la partie antérieure et supérieure de la poitrine; il fut renversé sur le coup, relevé de suite par ses camarades et transporté à l'ambulance. On ne dé=

couvrit aucune espèce de lésion à la peau ; il n'y avait pas
d'ecchymose. On ne reconnut point de fracture aux côtes ;
mais la commotion générale était assez forte, et le blessé
crachait abondamment du sang. Il fut évacué sur l'hôpital
militaire d'Anvers. Une large saignée fut pratiquée ; elle
soulagea beaucoup le malade. Pendant quatre jours consécutifs, le blessé continua à cracher du sang, mais il était
moins abondant, et l'oppression considérablement diminuée.
Une nouvelle saignée fut pratiquée et amena une amélioration qui ne cessa de s'accroître. Le 28 décembre le malade était très bien ; il avait évidemment eu une contusion
du poumon.

J'ai vu à l'hôpital militaire d'Anvers, un soldat qui avait
reçu un coup de boulet mort à la partie externe et supérieure du bras. Il n'y avait rien d'apparent à la peau, mais
une luxation de l'humérus s'était faite. Je ne puis donner
d'autres détails sur ce blessé dont j'ai égaré l'observation. Je
le regrette, car je l'avais prise avec soin, et ses détails étaient
intéressants.

Voici une autre observation d'une contusion violente sur
le rachis, et qui, sans avoir altéré la peau, a porté cependant son action sur la moelle épinière.

Gauché (André), âgé de ving-six ans, d'une constitution athlétique, soldat au 8ᵉ régiment d'artillerie, fut atteint, le 22 décembre 1832, d'un éclat de bombe entre les
deux épaules, tout-à-fait à la base du cou, et vis-à-vis les
premières vertèbres dorsales. Il tomba à l'instant même, mais
sans perdre connaissance ; il lui était impossible de remuer
ses membres supérieurs et inférieurs. On ne trouva ni plaie,
ni ecchymose, ni altération quelconque de forme sur le point
indiqué. Le blessé fut transporté à l'hôpital militaire d'*Anvers*. Je le vis immédiatement après son arrivée et quelques instants après qu'il eut reçu sa blessure ; il y avait une

meurtrissure très légère à la peau , et une faible tuméfaction sous-jacente; du reste, il y avait impossibilité absolue de remuer les bras ou les jambes. *Gauché* restait couché dans la position où on le mettait , sans pouvoir exécuter le moindre mouvement. La sensibilité était néanmoins conservée dans les membres et au tronc. Le malade sentait le besoin d'uriner et de rendre ses matières fécales; il les rendait et les retenait à volonté. La respiration se faisait librement; les facultés intellectuelles étaient intactes. Malgré les saignées générales et locales, les ventouses scarifiées , les révulsifs sur le cours intestinal, etc., etc., les mouvements ne se rétablirent point; et lorsque je quittai Anvers , le 2 janvier , l'état du blessé s'était même aggravé d'une manière très fâcheuse ; il avait de la fièvre , beaucoup de délire, de la difficulté à respirer, et tout semblait présager une terminaison funeste Ce blessé a très probablement une fracture des vertèbres avec enfoncement des fragments dans le canal vertébral, et compression de la moelle épinière.

Je me souviens encore d'un soldat qui reçut dans le dos un éclat de bombe qui était tombée tout près de lui; cet éclat frappa sur son *havre-sac*, mit celui-ci en pièces ainsi que tous les effets qu'il contenait, et lui fit une forte contusion à la partie postérieure de la poitrine , sans altération à la peau, sans fracture aux os; mais il eut très certainement une contusion au poumon, car il fut atteint immédiatement d'une grande oppression et d'un crachement de sang abondant qui dura pendant plusieurs jours, et ne céda qu'aux saignées générales répétées , et aux autres moyens appropriés.

On trouve dans les auteurs anciens et modernes quelques observations analogues à celles que nous venons de rapporter; mais ils n'ont généralement pas assez insisté sur la manière dont agissaient les corps contondants. Nous excepterons toutefois M. *Larrey*, qui, dans ses ouvrages, et principalement dans ses *Mémoires*, a longuement, et à plusieurs reprises, disserté sur ce point, et donné des observations pleines d'intérêt. C'est ainsi qu'au siége de *Roses*, il vit deux canonniers ayant à peu près le même genre de blessures. Ils avaient été frappés par un boulet de gros calibre qui, à la fin de sa course, leur avait rasé postérieurement les deux épaules. Chez l'un d'eux, il reconnut une légère ecchymose à toute la région postérieure du tronc, sans solution de continuité apparente; il respirait à peine, et crachait une grande quantité de sang vermeil et écumeux; il mourut une heure après l'accident. A l'autopsie, on trouva la peau intacte; mais les muscles, les aponévroses, les nerfs et les vaisseaux des épaules, étaient rompus et déchirés, les omoplates fracassées, les apophyses épineuses des vertèbres correspondantes du dos, et l'extrémité postérieure des côtes voisines fracturées; la moëlle épinière était engorgée, le parenchyme des poumons dilacéré vers les points correspondants, et il s'était fait un épanchement considérable dans les deux cavités de la poitrine. Chez le second canonnier on trouva les mêmes désordres (1).

Dans la campagne de Pologne, M. *de Ségur*, aide-de-camp de *Murat*, alors grand duc de Berg, eut l'avant-bras emporté par un boulet. Ce projectile qui lui avait emporté l'avant-bras au-dessus de l'articulation du coude, avait en même temps touché le côté correspondant de la poitrine. Mais, ajoute M. *Larrey*, comme ce projectile était dans le fort de sa course, on vit le contraire de ce qui arrive lorsqu'il est à la fin de sa parabole; la peau fut écorchée dans une grande étendue, et le muscle grand dorsal entamé,

---

(1) Voy. *Mémoires de Chirurgie militaire*, t. II. *Mémoire sur les Amputations.*

tandis que les côtes étaient restées intactes, et que les organes de la poitrine n'avaient pas été dérangés un seul instant de leurs fonctions. Il n'en eût pas été de même, si le boulet l'avait touchée étant à la fin de sa course : la peau se serait trouvé intacte, tandis que les côtes auraient été infailliblement fracturées et les poumons dilacérés, ce qui eût fait promptement périr le blessé (1).

Un fusilier grenadier qui fut effleuré par un boulet, à la bataille de *Wagram*, fut tout-à-coup privé de la voix et de la parole, et il est resté complétement muet. Ce projectile était passé obliquement sur la poitrine et sur la partie supérieure du bas-ventre. Il n'y eut ni plaie ni ecchymose; et suivant M. *Larrey*, le nerf *pneumo-gastrique* paraît avoir reçu tous les effets du choc, transmis au dedans par le projectile. Le blessé, d'abord tombé en syncope, indiqua par écrit qu'il éprouvait une sorte d'engourdissement qui s'étendait depuis le creux de l'estomac, le long de la poitrine et du cou, jusques à la langue. Le mutisme demeura complet.Le goût fut aussi presque tout-à-fait détruit. L'estomac paraissait avoir perdu également de sa sensibilité et de sa contractilité, car les digestions étaient lentes et pénibles. Le malade avait perdu l'appétit, et l'émétique, donné à plusieurs reprises, ne put produire aucun vomissement.

Sur un autre grenadier à cheval, un boulet avait effleuré le cou. Les parties restèrent intactes, à peine si on trouva une légère ecchymose sur la peau du cou et la partie supérieure de la poitrine. Le blessé perdit aussi la voix et la parole. M. *Larrey* explique ce phénomène comme chez le premier (2).

Des boulets arrivés à la fin de leur course, ou frappant

---

(1) *Mémoires de Chirurgie militaire*, t. III, p. 79.
(2) *Mémoires de Chirurgie militaire*, t. III, p. 401.

très obliquement les parois abdominales, ont déterminé, en laissant la peau intacte, tantôt des hernies ventrales, parce que les muscles de ces parois ont été rompus, ou bien, dans d'autres circonstances, tout en laissant les parois intactes (peau et muscles), ont altéré profondément, brisé, désorganisé, broyé les viscères contenus dans l'abdomen.

Dans la campagne d'*Autriche*, *en* 1809, M. *Larrey* vit, à l'hôpital de *Reneveck*, un grenadier, qui lui fut apporté sept jours après la bataille d'Essling, pour une tumeur au bas-ventre, située à trois travers de doigt de l'ombilic, du côté droit, et de la grosseur du poing. Cette tumeur, fortement ecchymosée, disparaissait lorsque le malade était couché sur le dos, et reparaissait quand il était debout. C'était une hernie formée par l'intestin et l'épiploon. Ce grenadier avait été touché par un boulet arrivé à la fin de sa course. Les vêtements et la peau du bas-ventre, pressés par ce projectile, avaient cédé, à cause de leur élasticité, à son impulsion; mais le muscle sterno-pubien et les aponévroses des muscles abdominaux, moins élastiques, s'étaient rompus, et la hernie ventrale avait eu lieu au même instant (1).

M. *Larrey* cite, en outre, beaucoup d'observations de militaires ainsi frappés sur les parois abdominales par des boulets arrivés à la fin de leur course, et qui, laissant les parois abdominales intactes, avaient lésé profondément les viscères qui sont contenus dans cette cavité, produit des épanchements sanguins, biliaires, stercoraux, etc., et amené la mort des malades, ou causé les plus graves accidents.

Ce ne sont pas seulement les gros projectiles lancés par la poudre à canon, qui peuvent produire ces contusions cachées et si dangereuses; il est une foule de corps durs appliqués avec violence sur nos parties, qui peuvent produire les

---

(1) *Mémoires de Chirurgie militaire*, t. III, p. 333.

mêmes désordres. C'est ainsi qu'on voit qu'une pierre, une poutre, un corps dur et lourd tout à la fois, qui vient frapper la paroi abdominale, peut, en laissant intacte cette paroi, rompre le foie, la rate, le rein, l'estomac, l'intestin, la vessie, etc., etc. C'est ainsi qu'un coup, porté sur la paroi antérieure de l'abdomen, lorsque la vessie, l'estomac ou le canal intestinal sont distendus par l'urine ou les aliments, peut produire la rupture de ces viscères, tout en respectant les parois abdominales. M. *Dupuytren* rapportait, à sa Clinique, l'observation d'un Anglais qui, après être resté long-temps à table, se prit de querelle avec un autre Anglais, et reçut de ce dernier un coup de pied dans la région hypogastrique ; sa vessie, qui était alors remplie d'urine , fut rompue ; il succomba au bout de quelques jours. Tel fut encore le sort d'une femme qui , n'ayant pas uriné depuis près d'une journée, fut maltraitée, foulée aux pieds par un charretier, et eut aussi la vessie rompue. La rupture de l'intestin grêle, rupture plus ou moins complète, dans des circonstances pareilles , par un coup de pierre, de bâton , de brouette , par un coup de pied de cheval, etc., etc. , est assez commune. J'ai publié, il y a quelques années (en 1826), dans la *Bibliothèque médicale*, deux faits de cette nature ; et l'ouvrage de M. *Jobert*, sur les plaies du canal intestinal , en renferme de fort intéressants (1). M. *Dupuytren* a observé ces ruptures dans le gros intestin , et il a même vu le rectum rompu, complètement séparé en deux parties.

On ne peut guères concevoir ces phénomènes qu'en admettant que les intestins ont été rompus en se contractant d'une manière subite, pour échapper à l'action d'une violence imminente, ou bien qu'ils ont été transformés en une

---

(1) Voyez, t. I, *Traité théorique et pratique des maladies du canal intestinal.*

masse solide, comme le foie, masse qui est susceptible de se
rompre sur quelqu'un de ses points, ainsi qu'il arrive souvent à ce dernier organe, par suite de violences extérieures
exercées sur les parois abdominales (1).

Si des causes vulnérantes d'une nature pareille, tels
que coups de pieds d'homme ou de cheval, roue de voiture
pesamment chargée, etc., etc., peuvent donner lieu à des
contusions profondes, en laissant intacte la peau qui les
recouvre, on doit concevoir facilement que les gros projectiles, tels que les boulets, biscaïens, etc., etc., peuvent aussi
les produire; mais, ainsi que nous l'avons déjà dit, il faut,
pour qu'ils déterminent un pareil effet, qu'ils soient arrivés
au terme de leur course, ou qu'ils frappent très obliquement,
sans quoi ils enlèvent les parties qu'ils touchent, sans altérer
les parties profondes. Nous en avons eu la preuve à *Anvers*
sur un militaire qui, étant à la tranchée, fut, dans les derniers jours du siége, frappé au ventre, par un boulet de gros
calibre, doué de toute sa force : toute la paroi antérieure de
l'abdomen fut enlevée, d'une crête de l'os des îles à l'autre,
de la manière la plus nette, et absolument comme si on l'a-

(1) Dans une de ses dernières leçons cliniques à l'Hôtel-Dieu (12 janvier 1833), M. *Dupuytren* a encore montré un exemple tout récent de ces
contusions cachées : une femme fut apportée à l'Hôtel-Dieu , dans un état
de mort apparente. On ne donna aucun renseignement sur son compte; on
ne vit aucune contusion , aucune plaie sur son corps. Elle succomba quelques heures après son entrée dans l'hôpital. A son autopsie , on trouva les
muscles de la fesse réduits en bouillie , ainsi que ceux de la partie interne
et supérieure de la cuisse ; la branche horizontale du pubis brisée en plusieurs fragments et enfoncée, le sacrum fracturé comminutivement , le
corps de plusieurs vertèbres lombaires, ainsi que leurs apophyses épineuse et transverse, fracassées , et formant un grand nombre d'esquilles.
Quelle a été la cause de ces effrayants désordres , qui étaient cachés par
l'état sain de la peau ? Probablement une voiture , pesamment chargée ,
aura passé sur le corps de cette femme.

vait détachée avec un instrument tranchant. Les viscères abdominaux, qui firent de suite irruption à travers cette épouvantable plaie, n'offrirent pas la plus légère altération; ils n'avaient point été atteints. Le même boulet enleva en même temps l'avant-bras à ce malheureux militaire, qui vécut peu d'instants après avoir reçu cette double blessure.

Si ce boulet était arrivé à la fin de sa course, il est très certain que, au lieu de produire une plaie aux parois abdominales, sans léser les viscères, il aurait laissé ces parois intactes, et rompu les intestins et autres organes. Mais au lieu de cela, il était doué de toute sa force quand il a atteint notre blessé, et alors il ne s'est pas borné à effleurer la partie et à la contondre, mais il l'a enlevée, parce qu'il a touché une assez grande partie de son épaisseur (1).

Les balles ont, en petit, une action semblable à celle des gros projectiles; elles peuvent produire, comme eux, des contusions profondes, tout en laissant intactes la peau et autres enveloppes protectrices des viscères. Cette action. même se fait sentir à travers les os. C'est ainsi qu'on voit survenir des contusions du cerveau à la suite des percussions violentes du crâne : percussions violentes qui n'étaient cependant point suivies de fracture. Ce fait est connu depuis long-temps, et *Ramberg Dodoens* avait déjà, dans le seizième siècle, cherché à fixer l'attention des observateurs sur ce

---

(1) Un phénomène digne de remarque, et que M. *Dupuytren* nous a dit avoir quelquefois observé à la suite des coups de boulet qui avaient produit de ces contusions profondes, sans altération à la peau, c'est un affaiblissement très grand dans les parois des veines, et la formation de varices nombreuses et volumineuses. Il a fait sur-tout cette remarque à la suite des coups de boulet qui avaient frappé la hanche.

fait (1). Mais c'est dans ces derniers temps seulement qu'on s'en est occupé d'une manière suivie. Nous avons eu occasion, à *Anvers*, d'observer un grand nombre de blessures de ce genre ; nous en parlerons dans un autre endroit de cette relation.

Les solutions de continuité, qui étaient produites par les projectiles lancés par la poudre à canon, et que j'ai eu occasion d'observer dans l'expédition d'Anvers, ont présenté de grandes différences dans leur aspect, leur forme, leur grandeur, leur complication. etc., etc., circonstances qui dépendirent sur-tout de la nature très variée des projectiles ; les balles, les biscaïens, boulets, éclats de bombe et d'obus, n'ayant pas tous une manière exactement semblable d'agir.

Nous avons vu un grand nombre de coups de balles de fusil de munition ou de rempart, qui ont simplement traversé les parties molles d'un membre, comme le bras, le mollet, la cuisse, etc., etc., sans intéresser aucun organe important, os, nerf ou artère d'un certain volume. Dans ces cas simples, comme dans d'autres plus graves d'ailleurs, nous avons remarqué la forme constante des ouvertures d'entrée et de sortie des balles ; les premières, rondes, nettes, régulières, et faites comme avec un emporte-pièce ; les secondes, au contraire, inégales, irrégulières, comme déchirées, et incomparablement beaucoup plus grandes. Cette disposition constante des ouvertures des balles, nous ne l'avions pas vue en juillet 1830. La raison s'en trouve dans la distance à laquelle les coups de feu avaient été tirés. A cette époque, en effet, les coups étaient tirés de fort

---

(1) *Medicinalium observationum exempla rara.* Colon, 1581, in-8°.

près, et souvent même, presque à bout portant ; et souvent aussi on observait que l'ouverture d'entrée était plus grande que l'ouverture de sortie. A *Anvers*, au contraire, ces mêmes coups étaient reçus de loin, ou au moins d'assez loin : c'est l'unique cause des différences que nous avons observées. Nous allons nous arrêter quelques instants sur ces phénomènes ; mais avant, citons une des observations les plus remarquables que nous ayons faites, et qui présente à elle seule une réunion de circonstances des plus intéressantes, qui méritent toutes de fixer l'attention du lecteur.

M. *Magnien*, âgé de quarante-cinq ans, doué d'une constitution très vigoureuse, ancien garde-du-corps à pied, et actuellement sous-lieutenant de grenadiers au vingt-cinquième régiment d'infanterie de ligne, essuya, le 5 décembre 1832, un coup de mitraille qui lui fit deux blessures très graves : l'une au talon, et qui consista dans l'enlèvement d'une portion du calcanéum, avec une assez grande perte de substance aux chairs, et l'autre au coude ; c'est de cette dernière dont nous voulons sur-tout entretenir nos lecteurs. Cette blessure fut causée par un très petit biscaïen en fer, du poids d'un quart de livre à peu près, et du volume d'une petite noix ; il pénétra à la partie postérieure du bras, à deux pouces au-dessus de l'olécrâne, fractura comminutivement l'extrémité inférieure de l'humérus, et sortit après avoir labouré les chairs à la partie moyenne et antérieure de l'avant-bras. Voici les particularités de cette blessure : la manche de l'habit de cet officier était collante sur son bras ; la balle, en entrant, fit en arrière de cette manche, une ouverture ronde, nette et exactement faite comme avec un emporte-pièce, il en fut de même de la chemise et des chairs de la partie postérieure du bras. Après avoir traversé le bras et l'avant-bras, elle fit aux parties molles de ce membre une ouverture inégale et déchirée, et deux ou trois fois au moins supérieure en étendue à celle d'entrée. En sortant du milieu des chairs de l'avant-bras, et après avoir considérablement perdu de sa force, elle rencontra en avant la chemise qui était peu serrée sur la peau, la poussa en avant et la fit sortir, sans la perforer, à travers la manche collante de la capotte de drap, qui fut déchirée et fendue dans ce point: elle présenta là quatre petits lambeaux, au lieu d'une ouverture arrondie comme on le remarquait à la partie postérieure. La chemise passa, comme nous l'avons dit, à travers cette ouverture de la capotte, mais sans être déchirée, et elle forma un prolongement de quelques pouces de longueur, représentant un véritable doigt de gant non perforé, et au fond duquel se trouvait le petit biscaïen. Nous abandonnons ici l'observation de ce blessé, car nous ne voulons l'étudier, pour le moment, que sous le rapport des effets physiques qui ont été produits par le projectile. Nous avons vu que l'ouverture postérieure faite à la manche de la capotte, serrée sur le bras et à la chemise qui ne l'était point aussi exactement, était tout-à-fait ronde, qu'il en était de même de celle des chairs de la partie postérieure du bras; mais que l'ouverture faite antérieurement aux chairs était inégale, déchirée, irrégulière, beaucoup plus grande; que la chemise, non collante à l'avant-bras, avait été poussée, sans être déchirée, à travers une ouverture de la capotte, qui présentait, comme l'avant-bras, une déchirure en croix de Malte, et plus grande que celle du bras. Tous ces phénomènes physiques, si singuliers en apparence, peuvent être fort bien expliqués. Quelques considérations sur l'action des projectiles sur les corps inertes, nous rendront faciles à comprendre ceux que l'on observe sur le corps humain.

Lorsqu'une balle de plomb, lancée par un fusil, frappe directement un mur recouvert d'une couche de plâtre assez épaisse, elle fait un trou dans ce tissu peu résistant, et s'y loge. Si la couche de plâtre n'est pas très épaisse, elle la traverse de part en part, sans produire d'éclatement sur aucun point de son trajet. Quand elle traverse une planche d'un ou deux pouces d'épaisseur, elle fait, à son ouverture d'entrée, un trou fort net, mais à sa sortie, un trou beaucoup plus large, inégal et entouré d'éclats de bois à moitié détachés du reste de la planche. M. *Dupuytren* a fait faire, sur ce point, des expériences très nombreuses à *Saint-Cloud*. M. *Arnal*, alors interne à la maison de convalescence établie dans cet endroit pour les blessés de juillet, les a rapportées dans son *Mémoire sur les plaies par armes à feu* (1). Plusieurs planches, d'un pouce d'épaisseur, placées verticalement les unes derrière les autres, à des distances égales, et réunies d'une manière solide, par deux autres planches transversales, ont été traversées par des balles de plomb. Voici les résultats qui furent obtenus : la première planche offrait deux ouvertures bien différentes; celle d'entrée présentait à peu près le diamètre de la balle, celle de sortie était au contraire beaucoup plus large, et entourée de nombreuses esquilles, détachées en partie ou en totalité : l'ouverture d'entrée de la deuxième planche, traversée par la même balle, était plus grande que celle de la première, mais bien plus petite que celle de sortie. Quant à l'ouver-

____

(1) Voyez *Journal universel et hebdomadaire de médecine*, etc., tom. I, 1830.

ture de sortie de la deuxième planche, elle était infiniment plus grande que celle de la première , et ainsi de suite pour toutes les autres planches ; de telle sorte que les ouvertures d'entrée et de sortie augmentaient à chaque planche, à mesure que la balle perdait de sa vitesse, et que chacune d'elles représentait un cône dont la base répondait à sa sortie. Une des principales causes qui fait que l'ouverture d'entrée des balles est plus petite que leur ouverture de sortie , est la suivante : les premières couches d'un corps traversé par une balle de plomb, étant appliquées sur les couches sous-jacentes, celles-ci y trouvent un point d'appui qui s'oppose à leur distension , à leur lacération ; aussi la balle les traverse-t-elle d'une manière nette. Les couches postérieures, au contraire, n'étant soutenues par rien, la distension produite sur elles par le projectile, doit être nécessairement plus grande ; de là une perforation plus large et avec des éclats.

Ces différences dans les ouvertures d'entrée et de sortie des projectiles étaient sur-tout bien marquées sur les portes en bois, et sur les murs du bourg de *Berchem*, qui touche à *Anvers*, et qui était placé vis-à-vis la citadelle , et par conséquent exposé aux coups de canon qui étaient tirés de ce point.

Un grand nombre de maisons de ce village et de celles qui étaient dans la campagne, une église particulièrement, étaient criblées de boulets, bombes, biscaïens, balles de rempart, etc. Toutes présentaient les différences signalées dans les ouvertures d'entrée et de sortie, non-seulement sur les portes, fenêtres, grilles en bois, etc., mais encore sur les murailles les plus épaisses. J'en fis faire la remarque à M. Hippolyte Larrey, lorsque nous allâmes ensemble visiter les tranchées, le 23 au matin, immédiatement après la cessation du feu.

Appliquons maintenant au corps humain vivant ces considérations sur les effets physiques des projectiles sur les corps inertes.

Le corps humain présente des parties molles et des parties dures; ces dernières peuvent être d'une consistance médiocre, comme les cartilages, les extrémités spongieuses des os; ou bien d'une très grande densité, comme le corps de la plupart des os longs, la mâchoire inférieure, le rocher, etc., etc. Les balles, en atteignant ces diverses parties, s'y comportent d'une manière très différente.

Lorsque les parties molles d'une partie quelconque du corps, de la cuisse par exemple, sont traversées par une balle tirée à une certaine distance, l'ouverture d'entrée est constamment plus petite que l'ouverture de sortie. Celle-ci est inégale, déchirée et beaucoup plus grande que la première, qui est ronde, nette, et comme faite à l'aide d'un emporte-pièce.

Nous trouvons déjà une partie phénomènes des qui ont été observés sur les corps inertes. Si la balle est lancée à bout portant, les phénomènes seront différents, l'ouverture d'entrée sera, au contraire, plus large que l'ouverture de sortie; celle-ci sera comme dans le premier cas, mais la première sera évasée et en forme d'entonnoir, noire, brûlée, couverte de charbon et de grains de poudre. Le coup de feu, dans cette circonstance, a agi sur le corps humain comme il le fait sur une terre molle, humide ou peu consistante sur laquelle on le décharge à bout portant : c'est principalement par les gaz résultant de la déflagration de la poudre qu'il agit; il y a eu dans ce coup de feu tiré à bout portant sur le corps humain, une double action pour l'ouverture d'entrée, celle de la balle, de la bourre, et celle de la poudre;

l'action de cette dernière en produit l'évasement. Quant à l'ouverture de sortie, elle reste la même, c'est-à-dire iné-gale et déchirée. C'est par l'appréciation de ces divers signes très caractéristiques, qu'il est possible de distinguer d'une manière à peu près certaine, si un coup a été tiré à distance ou à brûle pourpoint, comme on le dit ; fait dont l'appré-ciation peut être d'une extrême importance en médecine légale.

Qu'une balle frappe un os spongieux, comme le calca-néum, ou l'extrémité d'un os long, comme l'extrémité supé-rieure du tibia, de l'humérus, l'extrémité inférieure du fémur, elle se comportera sur ces parties comme nous l'a-vons vu sur la couche de plâtre ; elle peut le traverser com-plétement, y faire un canal, ou y rester, s'y loger, y faire enfin un simple trou. Dans ces cas, il n'y a point d'éclats, point d'esquilles, ou très peu ; il n'y a pas de fracture com minutive, circonstance très heureuse et qui diminue de beaucoup la gravité de la blessure. Des expériences faites sur des cadavres, et des faits observés sur le vivant, vien-nent à l'appui de ce que nous venons de dire.

Une disposition anatomique particulière, résultant de l'âge du sujet, peut favoriser ces perforations des os sans fracture. En effet, dans l'enfance et la jeunesse, les os étant plus mous, plus spongieux, peuvent être bien plus facile-ment traversés par des balles, sans qu'il en résulte d'éclats.

En 1850, pendant que M. *Dupuytren* faisait ses belles leçons sur les blessures par armes à feu, j'ai fait des expé-riences sur ce sujet. J'ai tiré des coups de pistolet chargés à balle sur l'extrémité supérieure d'un tibia ; la balle a pé-nétré l'extrémité spongieuse de l'os, en s'y frayant un canal fort net. Elle est même restée au fond de ce trou, et n'a point traversé l'os tout entier. Il n'existait aucun éclat, aucune fracture dans les environs.

Cette pièce a été montrée aux élèves à l'amphithéâtre de l'Hôtel-Dieu, avec plusieurs autres dont nous aurons occasion de parler.

J'ai vu, à *Anvers*, un soldat qui avait reçu une balle à la partie externe et inférieure de la cuisse. Cette balle, après avoir traversé la peau et les parties molles sous-jacentes, avait pénétré dans le condyle externe du fémur, et s'était entièrement cachée dans l'épaisseur du tissu spongieux de cet os, sans faire aucune espèce d'éclats. La balle fut extraite avec facilité, et le blessé guérit promptement. C'est M. *Forget* qui fit l'extraction de la balle.

En 1814 et 1815, on a vu un assez grand nombre de blessures de cette espèce. En juillet 1830, on a pu faire aussi les mêmes observations. Voici l'histoire abrégée de quelques-uns de ces faits.

Kindermann, soldat de la jeune garde impériale française, reçut, au combat d'Arcis-sur-Aube, en 1814, une balle qui lui traversa de part en part le tibia droit, à son tiers supérieur. On constata à l'hôpital d'Arcis, que le tibia n'était pas fracturé, mais simplement traversé. *Kinder-mann* fut alors dirigé sur Paris, et arriva à l'Hôtel-Dieu le 20 mai 1814, dans l'état suivant : gonflement au tiers supérieur de la jambe droite ; deux ouvertures, l'une externe, l'autre interne ; quelques petites esquilles sortirent, et la plaie se trouvant tout-à-fait nettoyée, on put s'assurer, à l'aide du stylet, que le tibia avait été traversé de part en part, sans avoir été fracturé. La guérison se fit assez rapidement.

Pavert, soldat russe, âgé de vingt-cinq ans, d'une forte constitution, reçut, à la bataille de Paris, une balle à la partie interne et supérieure de la jambe droite. Après avoir traversé la peau, elle s'engagea dans le tibia, sans le fracturer, et y resta fichée. *Pavert* fut transporté dans un

3.

des hôpitaux temporaires, où on négligea de rechercher la balle. La plaie se cicatrisa presque entièrement, et il ne subsista qu'une petite ouverture fistuleuse. Au bout de quelques jours, un abcès se forma, sous les téguments, à la partie antérieure et moyenne de la jambe; on l'ouvrit; il en fut de même d'un autre qui se forma à sa partie interne. On sonda la fistule, et le stylet donna à la percussion la sensation d'un son mat. L'os fut mis à découvert, on y trouva une ouverture arrondie, d'une largeur proportionnée à une balle, et se portant directement en arrière. A l'aide d'une pince à pansement, dont il parvint à placer les branches entre la balle et les parois osseuses, M. Breschet fit l'extraction de la balle. L'os n'avait été ni éclaté, ni traversé de part en part. Quelques jours après, *Pavert* fut évacué sur les hôpitaux exclusivement destinés aux soldats étrangers.

Roquet, soldat français, reçut, à la bataille de Montmirail, une balle qui pénétra à la partie interne et supérieure de la jambe gauche, et y resta. On constata seulement qu'il n'y avait point de fracture des os de la jambe. Il fut pansé simplement. Huit jours après, une douleur vive s'étant manifestée à la partie externe de la jambe, on sentit un corps dur sur ce point. Une incision fut faite, et on chercha, mais sans succès, à extraire ce corps étranger. *Roquet* fut dirigé sur Paris, et entra à l'hôpital de Montmartre. On ne fut pas plus heureux dans les tentatives que l'on fit pour extraire le corps étranger. Les deux plaies qu'il avait, restèrent fistuleuses. Au 5 avril, le blessé entra à l'Hôtel-Dieu. Un stylet introduit par les ouvertures fit reconnaître que le tibia était percé de part en part. Un abcès se manifesta à la partie supérieure et externe de la jambe; il fut ouvert. Au fond on trouva un corps étranger, dont on fit l'extraction facilement à l'aide d'une pince à pansement ; c'était la balle. Plusieurs petites portions d'os sortirent au bout de quelques jours ; les plaies, qui furent envahies par la pourriture d'hôpital, ne furent complétement cicatrisées qu'au 20 juillet 1814. A cette époque, Roquet était complétement guéri.

Le nommé *Saint-Romain*, âgé de trente et un ans, admis à la maison de convalescence de Saint-Cloud, en 1830, avait été frappé à l'avant-bras droit par une balle. Le cubitus avait été atteint à la réunion de son tiers supérieur avec son tiers moyen, et la balle le traversa de part en part. Cette perforation est d'autant plus remarquable, que l'os est presque exclusivement composé de substance compacte, et que son diamètre a peu d'étendue. La guérison fut assez longue et ne devint complète qu'après la sortie de plusieurs esquilles (1).

Le nommé P***, âgé de vingt et un ans, Suisse, au septième régiment d'infanterie de l'ex-garde royale, reçut, le 29 juillet 1830, un coup de feu à bout portant et d'avant en arrière, à l'épaule gauche. M. *Larrey* lui extirpa le bras suivant son procédé. A la dissection du membre, on trouva que la tête de l'humérus avait été perforée par la balle, dans toute l'épaisseur de son col, sans qu'il y eût fracture. Il en était résulté un canal cylindrique de plusieurs lignes de diamètre, et proportionné au volume du projectile.

La pièce anatomique a été présentée, par M. *Larrey*, à l'Académie des sciences (2).

Les effets des projectiles dirigés sur des planches, et que nous avons rapportés plus haut, se retrouvent avec une similitude frappante sur les os du corps humain. Ainsi,

---

(1) Par M. *Arnal.* (*Journ. univ. et hebd. de méd.*, etc., avril 1831, n° 27).

(2) Par M. Hippolyte *Larrey*. (*Relation chirurgicale des journées de juillet 1830, au Gros-Caillou.*)

qu'un coup de fusil, ou qu'un coup de pistolet, soit tiré à bout portant sur le milieu du front, la balle traversera la boîte osseuse du crâne d'avant en arrière, et sortira à l'occipital. L'ouverture faite à la paroi externe du coronal sera nette, et faite comme avec un emporte-pièce. Celle qui existera à la paroi interne sera plus inégale et un peu plus large; quant à celle qui se trouvera à l'occipital, elle sera très large, inégale, déchirée, et entourée d'un grand nombre d'esquilles.

Nous retrouvons ici les phénomènes que nous avons constatés sur cette série de planches placées à la suite les unes des autres, et qui ont été traversées par une balle. On observe ces faits remarquables sur tous les points du crâne, que la balle ait été dirigée du front à l'occiput, d'une tempe à l'autre, d'un pariétal à l'autre, etc., etc. Ils méritent d'être soigneusement notés ; car ils peuvent servir à éclairer la justice, dans certains cas de médecine légale. En effet, on pourra déterminer d'une manière très positive, si un individu atteint d'un coup de feu qui a traversé le crâne de part en part, a reçu le coup d'avant en arrière, ou d'arrière en avant, ou de gauche à droite, ou de droite à gauche. Cette circonstance, ainsi que chacun le prévoit, peut mettre sur la voie pour décider si tel individu s'est suicidé, et si tel autre a été assassiné.

J'ai fait plusieurs expériences sur des crânes secs, qui ont été présentés aux élèves qui suivent les cours de clinique de M. *Dupuytren.* Les balles que je dirigeais sur ces crânes secs produisaient toujours les mêmes effets. L'ouverture d'entrée sur un côté du crâne était exactement ronde, et de la même étendue que le diamètre de la balle; cela s'observait ainsi à la table externe ; mais à la table interne de la même paroi, l'ouverture était déjà plus grande, par suite d'éclats nombreux détachés de cette face interne; quant à la

paroi opposée traversée par la balle, et qui présentait l'ouverture de sortie, elle offrait cette ouverture six ou huit fois
au moins plus considérable que celle d'entrée : elle était
très inégale, éclatée et couverte de fragments, les uns entièrement détachés, les autres tenant encore.

Voici quelques faits observés sur le vivant, et qui sont
très concluants à cet égard.

Il y a quelques années, un jeune homme, pris d'un violent accès de désespoir en apprenant qu'il était fils naturel,
voulut se donner la mort avec un pistolet chargé à balle. Il
en appuya le canon sur le front, et lâcha la détente. La
balle traversa le crâne de part en part, sortit par l'occipital, mais ne traversa point la peau qui recouvre cet os.
M. *Dupuytren*, appelé près de cet infortuné qui respirait
encore, ne trouva qu'une seule ouverture au front. Il n'y
en avait point à l'occiput. Là seulement se trouvait une
tumeur. Le blessé succomba peu d'instants après. A son
autopsie, on trouva au coronal une ouverture nette, ronde,
et comme faite avec un emporte-pièce, tandis que l'occipital était brisé en éclats, et présentait une large ouverture
irrégulière, et entourée de débris. La balle était sous la
peau, qui était distendue et formait un véritable cul-de-
sac, dans lequel se trouvait la balle.

En juin 1832, M. Dupuytren montra à sa clinique la
calotte du crâne d'un individu, dont une balle avait blessé
le cerveau. Entrée par la partie moyenne et inférieure du
coronal, cette balle traversa la masse cérébrale et vint frapper
le crâne au point opposé à l'occipital, et fut repoussée par
l'élasticité de cet os, qui, quoique éclaté, ne fut pas traversé; elle fut retrouvée au-devant de la tente du cervelet.
Cette pièce confirma encore les idées, déjà émises depuis
long-temps, sur l'étendue plus petite et plus nette de l'ouverture d'entrée : au-dehors du coronal, cette ouverture

n'avait guère que l'étendue du volume de la balle ; derrière, c'est-à-dire à la table interne, elle était plus large et moins régulière, ce qui doit être attribué en partie au défaut de point d'appui de la table interne. En arrière, à l'occipital, l'ouverture avait une étendue beaucoup plus grande, et sur-tout en dehors.

Cet homme était resté une heure dans un corps-de-garde : on l'apporta à l'Hôtel-Dieu mourant. Il succomba deux ou trois heures après. (*Lancette*, t. 6, n° 46. *Leçons orales* faites par M. Dupuytren, t. 2, p. 440.)

En novembre 1830, un jeune homme, voulant se détruire, se tira un coup de pistolet dans la bouche. Le canon de l'arme était dirigé en haut. La balle traversa les fosses nasales, la base du crâne, le cerveau, et vint frapper à la voûte la face interne du pariétal. L'effort étant épuisé, elle s'arrêta là, sans traverser l'os, mais elle le fractura en plusieurs fragments larges, inégaux, anguleux, et qui étaient soulevés et déplacés. Douée d'une force d'impulsion plus grande, la balle aurait détaché complétement tous ces fragments, et produit une ouverture énorme. Cette pièce fut présentée à l'amphithéâtre de l'Hôtel-Dieu.

D'après ce que nous venons de dire, d'après les expériences et les observations multipliées qui ont été faites, que penser de l'opinion que M. Richerand émet dans sa *Nosographie chirurgicale*, sur les ouvertures d'entrée et de sortie des balles? Voici ce que dit ce professeur :

« La différence tient à ce que, au moment où la balle rencontre le membre, elle le frappe avec toute sa force, qu'elle perd à mesure qu'elle s'enfonce dans l'épaisseur des parties en surmontant leur résistance. La peau, dans le lieu d'entrée, est soutenue par toute l'épaisseur du membre ; ce point d'appui favorise la solution de continuité, et prévient le déchirement : la contusion est aussi, par les mêmes raisons, plus forte vers l'entrée de la balle, et lorsque le gon-flement, toujours proportionné à la contusion, est survenu, la différence entre les deux ouvertures est plus marquée. L'entrée est beaucoup plus étroite que la sortie. Les expli-cations qui viennent d'être données, ajoute M. *Richerand*, sont tellement fondées, que, suivant la remarque de *Ledran*, dans les plaies d'armes à feu au crâne, il n'y a aucune diffé-rence entre les ouvertures d'entrée et de sortie; le point d'appui étant le même pour la balle qui entre et qui sort (1). »

Ledran et M. *Richerand* sont évidemment dans l'erreur : ou ils ont mal observé les coups de feu qui traversent le crâne, ou ils n'ont pas fait d'expériences semblables aux nôtres.

Des substances solides, mais fragiles, comme du verre, par exemple, sont traversées par des balles qui y font un trou très net. C'est ce dont il a été facile de se convaincre dans les journées de juillet. Beaucoup de carreaux de vitre des maisons ont été traversés de cette manière. Mais pour que les choses se passent ainsi, il faut que le coup soit dirigé bien perpendiculairement, et à une distance mé-diocre, sans quoi le verre ou la glace sont brisés en éclats. La force de cohésion du verre a été, pour ainsi dire, sur-prise par la vitesse du projectile, et la partie touchée par la balle a été emportée avec une telle vitesse, que l'ébran-lement occasioné par le choc n'a pas eu le temps de se trans-mettre aux molécules voisines; tandis que l'inverse a lieu, quand l'impulsion donnée au projectile est moindre, ou qu'il est dirigé obliquement sur le verre óu la glace.

Sur les os du corps humain, on voit un phénomène

----

(1) Ouvrage cité, t. I, p. 335.

pareil à celui-ci. Certains d'entre eux, en effet, minces et fragiles, comme le scapulum, la partie moyenne de l'os iliaque, sont quelquefois traversés par des balles, et on y remarque une ouverture exactement ronde. La balle dirigée obliquement ou avec peu de force, les aurait brisés en éclats, comme elle le fait pour le verre.

Lorsqu'une balle de plomb est dirigée bien perpendiculairement sur un corps très dur, comme une pierre, du marbre, du fer, de la fonte, etc., etc., les effets qu'elle produit sont bien différents de ceux que nous venons d'étudier. Sur un morceau de fer ou de fonte, sur une grille, par exemple, elle fait une empreinte plus ou moins profonde, mais remarquable par son poli ; sur des pierres très dures, elle les éclate dans un point, après y avoir fait un trou généralement peu profond. Très rarement elle se loge dans cette pierre dure ; lorsqu'elle est dirigée obliquement sur elle, elle s'y creuse une gouttière plus ou moins large et plus ou moins profonde. Mais le choc contre ces corps durs produit sur les projectiles de plomb des altérations importantes ; il les déforme de mille manières, les divise, etc.

Plusieurs de ces effets sur les corps inertes présentent de l'analogie avec ceux qui se passent sur le corps humain, lorsque la balle atteint des parties très dures, comme certains os, tels que le rocher, la mâchoire inférieure, le corps de la plupart des os longs, etc., etc. Qu'une balle frappe la partie moyenne d'un os long, le corps du fémur ou de l'humérus, cette partie compacte, résistante et semblable à la pierre dure, ne se laisse point traverser comme la portion spongieuse ; elle se brise en éclats ; de là des esquilles plus ou moins nombreuses ; de là ce qu'on nomme fractures comminutives, maladies si graves, qui entraînent si souvent la mort, ou qui nécessitent des mutilations toujours dangereuses. Très rarement la balle s'incruste dans l'épaisseur de la substance

compacte; plus rarement encore elle la brise en travers ou en
rave, comme on le dit. Il y a cependant quelques exceptions
à cette règle, et il est bon de les citer, pour ne pas la croire
trop absolue.

En 1814, un grenadier français fut reçu à l'Hôtel-Dieu ;
il avait été atteint d'une balle à la partie postérieure de la
jambe ; cette balle s'était dirigée vers la partie moyènne et
interne du tibia, et près de sa crête où elle faisait saillie. L'os
avait été frappé dans ce point ; mais la balle n'ayant point
eu assez de force pour briser le tibia, s'y était logée. La
substance de cet os lui formait un véritable kyste. La pièce
anatomique qui fait le sujet de cette observation, a été dé-
posée, par M. *Dupuytren*, au cabinet de l'Ecole de médecine.

Percy rapporte (1) avoir connu un vieux carabinier qui,
depuis vingt-cinq ans, portait une balle au milieu du tibia,
d'où il la tira après sa mort.

Bilguer (2) dit avoir guéri un soldat qui n'avait pas voulu
qu'on lui en tirât une de l'humérus.

M. *Boyer* rapporte, dans son *Traité des maladies chirurgicales*, le fait suivant :

Le général *Rapp*, aide-de-camp de Napoléon, reçut dans
la glorieuse campagne de Pologne, en 1807, un coup de
fusil au bras gauche. L'humérus fut fracturé en travers, à
sa partie moyenne et inférieure, sans éclats ni esquilles ; la
plaie, située à la partie externe et un peu postérieure du
bras, ne présentait qu'une seule ouverture. La balle se
perdit dans les chairs, et toutes les recherches que l'on fit
pour la rencontrer furent inutiles. Les fragments ne chan-

---

(1) *Manuel du chirurgien d'armée.*
(2) *Diss. de rard artuum amput.*, p. 44.

gèrent presque point de rapport, et cette fracture guérit aussi facilement et aussi promptement que si elle eût été simple, c'est-à-dire sans plaie. Le corps étranger resta dans le bras pendant onze mois, sans produire aucune incommodité remarquable ; mais au bout de ce temps il en fut retiré, par l'ouverture d'un abcès que sa présence avait occasioné près du coude : c'était la moitié d'une balle de fusil, qui s'était un peu aplatie dans la partie de sa circonférence qui avait frappé l'humérus (1).

Les gouttières, les rainures, l'enlèvement de parties plus ou moins considérables qu'on observe sur les corps très durs, par les balles, se remarquent aussi sur les os ; c'est ainsi que l'apophyse orbitaire externe du coronal a pu être enlevée, que la crête du tibia a pu être écornée, etc., etc.

Au commencement de la révolution française de 89, un horloger reçut, à la jambe, une balle qui agit de dehors en dedans, déchira les téguments, une partie du muscle jambier antérieur, et écorna le tibia à son bord antérieur. La plaie se gonfla prodigieusement, la suppuration fut très abondante, l'os se couvrit de bourgeons charnus au bout d'un temps très long, et le malade guérit (2).

A *Anvers*, le commandant du génie, M. *Paulin*, a présenté une blessure à peu près de ce genre, sur le tibia, mais en arrière ; une balle qui lui fracassa comminutivement le péroné, passa derrière la face postérieure du tibia, creusa une gouttière sur cette face de l'os, et, sans le briser, sortit à la partie interne et moyenne de la jambe.

Mais nos autres blessés ont été généralement beaucoup moins heureux, et, chez la plupart, lorsque les balles ont

---

(1) Boyer, *Traité des Maladies chirurgicales*, tom. I.
(2) Boyer, ouvrage cité, tom. I.

touché des os d'une grande dureté, comme la partie moyenne
du fémur, de l'humérus, du tibia, etc., etc., ces os ont
été brisés comminutivement ; il y a eu cinq, sept, huit esquilles, et davantage : tel était le cas de Lisieux, soldat au
vingt-cinquième régiment de ligne, qui reçut, dans les premiers jours de tranchée, une balle au côté externe et supérieur de la cuisse ; cette balle, dirigée de haut en bas, traversa le col du fémur, le mit en pièces, ainsi que la partie
supérieure du fémur, et alla sortir au périnée. On fit à ce
soldat une opération dont nous aurons occasion de parler.
Cet os était réduit en seize fragments. Tel était encore le
cas du commandant du génie, *Morlet*, qui reçut, le 5 décembre 1832 . un coup de balle à la partie externe de la
cuisse, à l'union du tiers moyen du fémur avec son tiers
externe. La balle fractura l'os en un grand nombre de fragments, se logea au milieu d'eux, et ne fit, par conséquent,
qu'une seule ouverture ; on la retrouva au milieu de ces
fragments, quand on fit le débridement de la plaie. Cet
officier ne consentit pas à se laisser amputer la cuisse. La
dernière fois que je le vis, la suppuration était très abondante, avait une très mauvaise odeur ; il y avait un grand
affaiblissement des forces, de la fièvre, et tout paraissait
devoir faire redouter une terminaison fatale.

Nous avons eu l'occasion de remarquer souvent que les
balles qui avaient fracturé comminutivement les os, étaient
restées ensuite au milieu des chairs, et qu'elles n'avaient
fait qu'une seule ouverture. Ce fut le cas du commandant
Morlet et d'une foule d'autres, dont il est inutile de rappeler l'histoire.

Plusieurs fois aussi j'ai remarqué que le désordre ne se
bornait pas, dans les os, aux points qui avaient été frappés
par les balles, et qui, indépendamment des fragments
nombreux qu'elles détachaient, produisaient encore des

fissures qui s'étendaient à toute l'épaisseur de l'os, et qui se prolongeaient très souvent jusques aux extrémités articulaires. M. *Zinck* fit faire cette remarque plusieurs fois, lorsqu'il jugea, contre l'avis de quelques assistants, qu'il y avait nécessité de pratiquer les amputations des membres dans la contiguité des membres et non pas dans la continuité. L'examen des os des membres amputés, et de l'extrémité articulaire sur-tout, confirma ses prévisions (1).

J'ai eu peu d'occasions d'observer à *Anvers* les suites fâcheuses qui résultent de ces fractures comminutives des os des membres par des balles, lorsqu'on tâche de conserver les membres qui ont été ainsi affectés. Les chirurgiens militaires sont tellement convaincus du danger de cette pratique, qu'ils n'hésitent jamais ou presque jamais à pratiquer l'amputation des membres dans ces circonstances. Nous ne parlons ici que des cas dans lesquels il y a fracture comminutive de l'os principal d'un membre, comme l'humérus, le fémur, le tibia; car nous les avons vu conserver la jambe quand il y avait fracture comminutive du péroné. Tel

---

(1) La réalité de ces fissures des os, affirmée d'abord par *Hippocrate*, *Galien*, *Guy de Chauliac*, par *Duverney*, puis par *Heister*, etc., etc., niée ensuite par J.-L. *Petit* et une foule d'auteurs modernes, a été soutenue de nouveau dans ces derniers temps. *Léveillé* a produit à l'appui de cette opinion le tibia d'un soldat, qui ayant été traversé par une balle, présentait des fentes longitudinales qui s'étendaient du trajet du projectile, situé au tiers inférieur de l'os, jusqu'à son extrémité supérieure. Plusieurs exemples analogues ont été observés depuis. M. *Campaignac*, dans un mémoire très intéressant, lu à l'Académie royale de Médecine, a rapporté des observations à lui propres, ou tirées des auteurs, et montré des pièces anatomiques qui prouvent d'une manière incontestable l'existence des fractures incomplètes des os suivant leur épaisseur, et de leurs fractures suivant leur longueur (voir *Journ. hebd.*, n° 43, 1829). Quant à nous, d'après ce que nous avons vu, ce genre de lésions des os nous est parfaitement démontré, et nous sommes bien convaincu de son existence.

était le cas du commandant du génie *Paulin*, dont nous avons déjà parlé. Tel était aussi le cas du capitaine d'artillerie *Brunet*, qui avait reçu, le 21 décembre 1832, un éclat de bombe, à la partie moyenne et externe de la jambe et qui lui avait fait une plaie contuse de la largeur de la main déployée, et fracturé comminutivement le péroné. Ces deux officiers étaient dans un état satisfaisant lorsque je quittai Anvers, le 2 janvier.

Il en est de même des fractures comminutives d'un seul des os de l'avant-bras ; j'ai vu conserver ces membres quand le désordre des autres parties qui entrent dans leur composition, n'était point grand, et la plupart des blessés étaient en voie de guérison.

Il y a cependant quelques individus qui se sont refusés, avec obstination, à l'amputation de leurs membres, dont l'os principal était brisé en éclats. Nous avons vu que le commandant *Morlet* était de ce nombre.

M. *Magnien*, dont nous avons rapporté plus haut l'intéressante observation, et qui avait l'extrémité inférieure de l'humérus brisée en un grand nombre de fragments, et l'articulation traversée, a refusé cette cruelle, mais utile ressource; quelques soldats, mais en petit nombre, ont imité la conduite de leurs officiers, et n'ont pas accepté la proposition qui leur a été faite, ou ne l'ont acceptée que trop tard. Nous les avons vus alors presque tous être pris de fièvre générale très violente, d'une chaleur brûlante de tout le corps, d'une soif ardente, d'agitation, de délire, d'engorgement inflammatoire du membre, d'une énorme tuméfaction, d'une tension portée au point de donner aux parties une consistance comme ligneuse (1), enfin, de la gangrène qui, se propageant rapi-

---

(1) J'ai trouvé dans l'ouvrage de M. *Briot*, sur *l'État et les Progrès de la*

dement au tronc, faisait succomber les blessés. Quand une mort prompte ne terminait point sur-le-champ cette série de maux, une suppuration abondante mettait fin aux premiers orages, amenait une détente momentanée; mais elle ne tardait pas à épuiser, par son abondance excessive, le peu de forces qui restaient aux malades. Ils succombaient alors, soit à l'affaiblissement causé par cette perte abondante, soit à la résorption, soit à des phlegmasies, à des abcès viscéraux, etc., etc.

Les plaies produites par les boulets, bombes, obus, etc., présentaient encore, à un bien plus haut degré, tous ces désordres dans les os et les parties molles. Ces plaies effrayantes, par leur aspect, mais souvent pas plus dangereuses en réalité que celles qui sont déterminées par des balles, eurent un avantage : c'est que les blessés voyant tous ces désordres à découvert, une plaie large, livide, ecchymosée, parsemée de débris osseux, etc., etc., consentaient sans peine à se laisser amputer leurs membres; ils étaient convaincus de l'indispensable nécessité de l'amputation. Mais les désordres cachés que produisent une balle qui frappe et brise un os en éclats ne leur étant pas démontrés, ils refusaient souvent l'amputation : il était bien difficile de les persuader que cette balle, qui entre à la partie antérieure de l'épaule, et sort en arrière en ne faisant que deux petites ouvertures, a produit, soit dans la continuité du membre, soit dans l'articulation, un tel désordre, qu'il y a nécessité d'extirper complétement ou d'amputer un mem-

---

Chirurgie militaire en France pendant les guerres de la révolution, l'observation d'un soldat qui fut blessé à la jambe par un boulet ou une bombe. Le gonflement qui résulta de cette blessure fut si grand et accompagné d'une si grande dureté, qu'on ne s'aperçut point d'une fracture qui existait aux deux os de la jambe.

bre qui leur paraît si sain en apparence. Ce n'est que plus tard, et lorsque des douleurs atroces survenaient à la suite d'une violente inflammation, qu'une suppuration abondante les épuisaient, qu'ils réclamaient l'opération, mais souvent trop tard, ou avec beaucoup moins de chances de succès (1).

Les plaies des membres par les boulets et autres gros projectiles, nous ont donc présenté beaucoup moins d'accidents consécutifs que dans les cas de plaies par balles, parce qu'on a pratiqué l'amputation immédiate des membres qui étaient gravement affectés. Le lecteur fera attention ici que nous ne parlons que des plaies produites par les boulets, éclats de bombe, etc., mais non pas de toutes les blessures des membres causées par ces projectiles, et en particulier de ces contusions profondes avec désorganisation complète des parties molles et dures, sans la moindre lésion à la peau; car, dans ce cas, on trouve à peu près les mêmes obstacles de la part des blessés, pour pratiquer les opérations nécessaires; les désordres étant cachés, ils n'y croient pas. Nous nous sommes d'ailleurs assez expliqué sur ce point, à l'occasion des contusions produites par les projectiles lancés par la poudre à canon; nous n'avons pas besoin d'y revenir.

Le nombre des plaies des articulations, et nous ne parlons ici que des grandes articulations, a été très considérable. Au siége d'Anvers, ces plaies ont été toutes extrêmement graves; car la plupart consistaient dans des coups de boulets, de biscaïens, de mitraille, d'éclats de bombe et d'obus. Les os étaient fracassés et réduits en un grand nombre d'esquilles; les articulations largement ouvertes; les

----

(1) C'est sur-tout parmi les officiers qu'on trouve cette répugnance pour se laisser amputer : les soldats sont, en général, plus dociles et plus confiants dans les paroles de leurs chirurgiens.

chairs qui les entouraient, déchirées, meurtries, ainsi que les ligaments et les capsules articulaires. Au danger déjà si grand qui résulte du fracas des os, se joignait celui qui résulte de l'ouverture de l'articulation; aussi tous ces cas réclamaient-ils l'amputation, et elle a été pratiquée immédiatement. Les blessés qui voyaient les désordres affreux que présentaient leurs membres, n'opposaient aucune résistance: convaincus de la gravité de leur situation, ils réclamaient eux-mêmes l'opération. Mais il n'en fut pas de même des plaies des articulations faites par des balles : nous en avons dit plus haut la raison.

Lorsque les balles traversent de petites articulations, comme celles des doigts et des orteils, les désordres ne diffèrent guères, sous le rapport des signes et de la gravité, de ceux qui se remarquent dans la lésion de la continuité des os. Mais quand de grandes articulations, telles que celles du genou, du pied avec la jambe, du fémur avec le bassin, du bras avec l'épaule, du bras avec l'avant-bras, etc., etc., sont traversées, la blessure prend un caractère de gravité tout particulier. Au danger résultant du fracas des os, et dont nous avons déjà parlé, se joint celui qui résulte de l'ouverture de l'articulation. Ces blessures, comme le dit *Dufouart*, accumulent sur elles les rigueurs de toutes celles qui attaquent les parties molles, les parties osseuses et les os.

Une articulation peut être traversée par une balle, de part en part, sans que les os qui entrent dans sa composition soient fracturés en éclats. La balle peut s'être frayé un canal, comme nous l'avons dit, dans la partie spongieuse des extrémités des os qui entrent dans la composition d'une articulation : et c'est ainsi qu'on peut expliquer les cas heureux d'articulations volumineuses, comme celles du genou, du coude, de l'épaule, traversées par une balle, et qui ont guéri sans accidents bien graves. Dans d'autres circonstances, une balle ouvre simplement une articulation sur un de ses points, en ne faisant qu'un fracas très médiocre aux os ; si un traitement convenable est employé, il peut se faire, et il se fait encore assez souvent, qu'on prévienne l'inflammation trop violente, la suppuration de cette articulation, et que le malade guérisse en perdant plus ou moins la liberté de l'articulation blessée. Mais dans ce cas simple, il arrive très souvent encore qu'une inflammation violente, avec symptômes d'étranglement, tuméfaction considérable des parties, etc., etc., ne tarde point à se déclarer ; une suppuration s'empare des surfaces articulaires, détruit les cartilages, altère les os ; et si le malade a résisté aux accidents inflammatoires primitifs, il succombe tôt ou tard à l'épuisement qui résulte de l'abondance de la suppuration, à la résorption de ce pus, etc., etc., si on n'a point recours à l'amputation. L'observation suivante en est une preuve.

Le nommé Despierre (Joseph), grenadier au 61e régiment, âgé de vingt-sept ans, est atteint, dans la tranchée, le 9 décembre 1832, par une balle de rempart, qui le frappe au côté externe du genou gauche, laboure la rotule à une faible profondeur, ouvre l'articulation, et écorne un peu le condyle externe du fémur. La blessure paraît assez légère au premier aspect ; elle est pansée simplement. Au bout de quelques jours, une inflammation très violente s'empare de l'articulation et de la partie inférieure de la cuisse. Un énorme foyer purulent se forme dans ce point et en dehors ; il est ouvert par une large incision. Du pus fétide et en grande abondance s'écoule par cette ouverture. Le doigt introduit dans l'incision reconnaît un vaste décollement de la peau et une dénudation d'une grande partie du fémur. Le malade maigrit, son teint est jaune ; il a des frissons, de la fièvre avec des redoublements le soir. On lui propose l'amputation de la cuisse, le 24 ; il refuse d'abord ; mais dans la journée il s'y décide, et elle est pratiquée par M. *Gosué*. Il fait la réuuion immédiate ; le membre offrit à l'examen une inflammation très aiguë de toute la synoviale du genou qui était rempli de pus. Tout l'extérieur de l'articulation était entouré de pus, dont plusieurs fusées occupaient presque toute l'étendue du tiers inférieur du fémur qui était dénudé. Le condyle externe du fémur était fracturé dans une petite étendue, la rotule labourée dans la moitié de son épaisseur, et l'articulation assez largement ouverte en dehors.

Le lendemain 25, Despierre est beaucoup mieux, il a dormi la nuit ; sa figure est meilleure, le teint moins jaune ; ses traits sont épanouis. Dans la nuit du 26 au 27, il a une hémorrhagie abondante. On le dépanse, et comme on ne trouve pas de vaisseaux, on comprime légèrement pour empêcher l'hémorrhagie de se renouveler. En effet, cette hémorrhagie ne se renouvela pas. Lorsque je quittai *Anvers*, le 2 janvier, l'état de Despierre était assez bon, et il y avait quelque espoir que cette amputation consécutive réussirait. Il ferait, sous ce dernier rapport, une exception heureuse ; car, ainsi que nous le verrons plus tard, presque tous les individus qui ont été amputés consécutivement sont morts.

J'ai vu un autre soldat du 8e de ligne, blessé au combat de Doël par une balle qui lui avait frappé la rotule et ouvert l'articulation, sans y produire d'autres désordres, et qui était sortie au milieu des chairs de la cuisse, sans toucher au fémur. Dans les premiers jours il ne survint point d'accidents graves ; mais bientôt une vive douleur s'empara de l'articulation ; une fièvre très forte se déclara ; le membre se tuméfia énormément ; la cuisse acquit au moins le triple de son volume ; une suppuration abondante survint dans la profondeur et dans presque toute l'étendue du membre ; l'articulation en fournissait aussi une grande quantité. A mon départ d'Anvers, ce blessé était dans l'état le plus fâcheux. L'amputation semblait indispensable ; et si elle a été pratiquée elle pourrait bien encore ne pas lui avoir sauvé la vie.

Les accidents qui surviennent dans les plaies des articulations sont d'autant plus certains, que le projectile a produit un plus grand fracas dans les extrémités articulaires, et une rupture plus considérable des ligaments ; que cette articulation est plus largement ouverte et mise en contact avec l'air. Ces lésions sont même rangées par Faure, au nombre des cas de plaies par armes à feu, qui exigent l'amputation immédiate (1). Ce chirurgien n'est donc pas aussi opposé aux amputations immédiates que l'ont dit certains auteurs modernes. C'est par l'amputation, en effet, que l'on prévient ces horribles douleurs qui suivent le fracas d'une grande articulation : les spasmes, les convulsions, la fièvre, les inflammations aiguës de tout le membre, la gangrène ou des suppurations qui épuisent et emportent les blessés. Tous les chirurgiens qui ont pratiqué, aux armées, sont d'accord sur les dangers de ces plaies. M. *Larrey* pense que dans ces cas, il faut pratiquer l'amputation dans les douze ou premières vingt-quatre heures au plus (2). *Guthrie* (3) dit ne pas se rappeler avoir vu guérir un seul cas de fracture de l'extrémité inférieure du fémur, ou de l'extrémité supérieure du tibia, par une balle qui aurait traversé l'articulation. Le docteur *Hennen* (4) établit même, en principe de chirurgie militaire, que toute blessure d'articulation, sur-tout du genou, du coude-pied, ou du coude, doit toujours être amputée avant de quitter le champ de

<hr>

(1) *Prix de l'Académie de Chirurgie*, t. VIII.
(2) *Mémoires de Chirurgie militaire*, t. II.
(3) *On gun shot wounds*, p. 196.
(4) *On military Surgery*, p. 41, 2ᵉ édit.

bataille. Sans doute on voit quelquefois guérir des individus atteints de ces fracas des articulations ; mais est-ce une guérison qu'un membre ankylosé, courbé, couvert de fistules et de cicatrices qui s'ouvrent sans cesse, source continuelle d'irritation et de douleur, conservation achetée au prix de souffrances horribles pendant plusieurs mois, et de risques très grands de la vie ; car c'est presque toujours ainsi que se passent les choses.

Les plaies qui ont intéressé les parois des cavités splanchniques, tête, poitrine et abdomen, ont été assez nombreuses ; les unes se bornaient à occuper une partie de l'épaisseur de ces parois, ou bien elles les perforaient complétement sans toucher ou en touchant les viscères qu'elles sont destinées à protéger. Nous parlerons plus loin de ces dernières ; nous ne parlons ici que de celles qui ont intéressé les parois ; elles ont généralement eu une terminaison heureuse, qu'elles aient été pénétrantes ou non.

La gravité de la lésion des parois des cavités diffère, suivant que ces parois sont composées de parties molles seulement, ou de parties molles et de parties dures tout à la fois.

Quand les parois ne sont composées que de parties molles, comme celles du ventre, par exemple, la gravité de la blessure est peu de chose, à moins que des artères d'un certain volume n'aient été intéressées ; ce qui peut donner lieu à des hémorrhagies, soit externes, soit internes. L'inflammation du péritoine est aussi un accident à redouter ; mais des antiphlogistiques administrés avec énergie peuvent, dans le plus grand nombre des cas, la prévenir ou l'arrêter. La plaie rentre alors dans le cas des plaies simples, et guérit comme ces dernières. J'ai vu de ces plaies qui avaient intéressé à la fois une partie de l'épaisseur des parties molles de la poitrine et de celles du ventre, et qui étaient guéries en peu de jours. Mais comme les parois de la poitrine sont

composées de parties molles et de parties osseuses et carti-
lagineuses, il n'en a pas toujours été de même. Il en est de
même au bassin : quand les parties molles seules sont traversées, la maladie est légère ; mais le danger devient beaucoup
plus grand, lorsqu'il y a en même temps lésion aux os ; elle
rentre dans la catégorie des plaies compliquées des membres.
Au crâne et au rachis les mêmes circonstances se présentent ;
mais dans toutes les lésions des parois des cavités splanchniques, le danger vient beaucoup moins de la lésion de
ces parois que de la propagation de l'inflammation aux
membranes séreuses qui les tapissent, et aux viscères
qu'elles contiennent. Ces accidents ont été généralement
prévenus par des débridements faits avec prudence et discernement, car on conçoit qu'à l'abdomen, ils pourraient
favoriser la formation des hernies, par la diète, le repos,
les émollients, et par l'emploi des saignées locales, et sur-
tout des saignées générales abondantes et répétées.

L'enlévement complet de membres volumineux, tels que
la jambe, la cuisse, le bras ou l'avant-bras, par un boulet
de canon, un obus, un éclat volumineux de bombe, etc.,
a été assez fréquent, et on le conçoit facilement, car les
projectiles qui frappaient nos soldats étaient tirés de fort
près, et par conséquent se trouvaient dans toute leur force ;
quelques-uns de ces membres ne tenaient plus au reste du
corps, que par quelques faibles lambeaux de muscles, d'aponévroses ou de peau ; d'autres étaient séparés tout-à-fait,
jetés très loin, et les blessés étaient transportés à l'ambulance sur des brancards, tandis que leurs camarades rap-
portaient leurs membres d'un autre côté. Nous avons vu
souvent, dans ces cas, l'absence complète d'hémorrhagie ;
mais ce défaut absolu d'écoulement de sang n'est pas cons-
tant, car un grand nombre de blessés en perdirent beaucoup pendant le transport du point où ils avaient été bles-

sés, à l'ambulance où on leur donnait les premiers secours ; d'ailleurs, d'un instant à l'autre cette hémorrhagie peut survenir, et le chirurgien doit se précautionner contre elle, soit par la compression, soit par la ligature des artères principales des membres ainsi mutilés. C'est ainsi que se comporta M. *Forget*, dans la circonstance suivante :

Un soldat de service à la tranchée avait eu les deux cuisses emportées complétement à leur partie moyenne, par un boulet de gros calibre ; elles ne tenaient plus au reste du corps. Aucune hémorrhagie ne se fit par les plaies, meurtries, inégales, violacées, que présentaient les deux moignons. A leur centre, on voyait battre deux cylindres longs de plusieurs pouces, mais qui ne fournissaient point de sang : c'étaient les extrémités des artères fémorales, mâchées, contournées, tordues, pleines dans la longueur de cette saillie, et qui étaient soulevées par le sang que le cœur poussait jusques à cet obstacle. Le malade était dans un grand état de stupeur. On ne pouvait pas l'opérer dans cette situation ; il fallait attendre qu'une réaction se fût manifestée : en attendant cet instant, M. *Forget* fit la ligature des artères fémorales dans leur continuité, dans la crainte qu'une hémorrhagie venant à se faire n'enlevât à ce blessé le peu de forces qui lui restaient. Je crois que c'est une conduite prudente à imiter.

Nous reviendrons plus bas sur cette absence ou cette existence de l'hémorrhagie dans les plaies par armes à feu.

Les plaies qui résultaient de ces enlèvements complets étaient pour la plupart très inégales, contuses au plus haut degré, couvertes de lambeaux et d'escharres ; les os fracturés inégalement faisaient une longue saillie au milieu des chairs meurtries ; des fissures s'étendaient souvent de ce point fracturé jusques dans les articulations. Ces cas, ainsi qu'on le voit, réclamaient d'une manière bien évidente et malgré l'opinion de *Bilguer*, une nouvelle amputation régulière faite par l'art. Dans d'autres circonstances bien moins communes, le membre emporté l'était assez nettement, et on n'observait pas ces inégalités dans la section des chairs, ces saillies des os, etc., et enfin cet aspect passable de la plaie, qui avait fait regarder à quelques chirurgiens comme inutile, et même comme barbare, de faire une nouvelle amputation.

Le lieutenant d'artillerie *Charvet*, dont le bras fut emporté par un boulet de canon et jeté au loin, officier dont nous rapporterons l'histoire, était dans un cas à peu près semblable. Les chirurgiens de l'armée n'ont pas cédé à cette tentation, et le souvenir des accidents qui arrivent ordinairement dans ces enlèvements, et même dans ceux qui sont faits par des instruments tranchants, les a déterminés à toujours pratiquer l'amputation au-dessus du point où le membre avait été emporté. En effet, quand ces plaies sont abandonnées à elles-mêmes, il survient ordinairement un gonflement inflammatoire extrême, suivi d'un étranglement très douloureux et qui se termine par gangrène, ou une suppuration très abondante, des abcès dans les articulations, etc., etc.; accidents auxquels les blessés succombent ordinairement. Si, par hasard, ils échappent à ces accidents, il ne leur reste, pour prix des souffrances qu'ils ont endurées, qu'un tronçon de membre difforme, hérissé d'aspérités, souvent couvert d'ulcères incurables, et d'ailleurs presque toujours inutile et souvent incommode. Une amputation régulière et faite par l'art prévient tous ces accidents, et est le seul remède à mettre en usage dans ces circonstances. Dans l'expédition d'Anvers, on s'est toujours conformé à ce sage précepte, donné par tous les bons auteurs, et sur-tout par M. *Larrey*, qui rapporte dans ses mémoires plusieurs observations d'amputations faites par des boulets, qu'on n'avait pas voulu régulariser, et qu'il a été obligé de recommencer (1), pour faire cesser les accidents formida-bles qui se manifestaient.

Mais les boulets et autres gros projectiles n'enlèvent pas toujours les membres qu'ils frappent, et dans le plus grand nombre de cas, ils font des plaies. Ils représentent en grand ce que les balles représentent en petit. Lé siége d'*Anvers* a fourni un grand nombre de ces plaies, d'une grande dimen-sion, contuses au plus haut degré, couvertes d'escharres, de lambeaux meurtris, avec déperdition énorme aux mus-cles, aux gros troncs nerveux et vasculaires, fracas commi-nutif des os, etc., cas qui réclament tout aussi impérieuse-ment l'amputation que l'enlèvement complet d'un membre.

Dans d'autres circonstances, ces gros projectiles ont donné lieu à de vastes plaies contuses, qui ont permis la conservation des membres, mais qui ont donné lieu à de grands accidents d'inflammation, de suppuration, de fièvre violente, etc.

Quand ces boulets ont frappé les parois des cavités splanchniques, ils y ont produit d'affreux désordres, qui ont retenti d'une manière funeste dans l'intérieur de ces ca-vités, tout en respectant la peau qui entre dans la compo-sition de ces parois. Nous avons déjà rapporté longuement

---

(1) Dans la campagne de Pologne, en 1806, un officier de cuirassiers avait eu le bras emporté au-dessus du coude par un boulet, comme lors-qu'il est coupé dans sa totalité par l'instrument tranchant. Quelques chi-rurgiens, qui avaient vu le blessé avant M. *Larrey*, avaient appliqué sur cette espèce de moignon un gâteau de charpie et un simple appareil, en lui disant qu'il pouvait éviter l'amputation ; mais les douleurs atroces qui s'étaient déclarées, et une sorte d'engourdissement pénible, la lui firent désirer : il la réclamait avec instance. M. *Larrey* la lui pratiqua : elle produisit à l'instant même un calme parfait. Le blessé s'endormit sur la neige, et il fallut l'éveiller pour le mettre sur le cheval qu'un de ses fidèles cavaliers lui avaient amené, pour l'emporter aux hôpitaux de première ligne. (*Mémoires*, tom. III, pag. 52.)

ces effets. Dans d'autres circonstances, ils ont ouvert, dé-truit, enlevé ces parois, sans léser les viscères qui les re-couvrent. Nous avons parlé de ce malheureux soldat auquel un boulet détacha complétement toute la paroi antérieure de l'abdomen, sans toucher aux viscères abdominaux, et qui lui enleva en même temps l'avant-bras.

Moins fâcheux dans un grand nombre de cas, j'ai vu ces boulets, ou des éclats de bombe, obus, etc., se borner à faire aux parois du ventre, de la poitrine et au bassin, des plaies simples, ou qui intéressaient les os, guérir parfaitement bien. Plusieurs de ces plaies, produites principalement par des éclats d'obus ou de bombe, étaient même compliquées à la poitrine de fractures aux côtes, avec de nombreuses esquilles, et de lésions aux poumons, et ont très bien guéri. Nous rapporterons ces faits. Plusieurs de ces blessures étaient énormes. J'ai vu, entre autres, un soldat auquel un éclat de bombe avait enlevé la moitié de la face, de bas en haut, et formé un énorme lambeau de chairs, qui commençait au bord inférieur de la mâchoire inférieure, et à partir de la symphyse du menton jusques un peu au-delà de l'angle de la mâchoire, s'étendait jusques à la base de l'orbite en avant, à la tempe sur le côté : ce blessé était, au dixième ou douzième jour de sa blessure, dans l'état le plus satisfaisant, lorsqu'un tétanos des plus aigus l'emporta en peu d'heures. Sans cette complication, ce malheureux aurait probablement bien guéri.

Il en est de même au bassin, dont les parties molles avaient été enlevées dans une assez grande étendue, la crête ilia-que ayant subi aussi elle-même une déperdition de sub-stance : ces blessés ont également bien guéri.

Les plaies de tête nous ont présenté des faits aussi cu-rieux. Nous aurons occasion, en parlant de ces plaies, de donner l'histoire d'un individu qui a reçu une petite bombe à la Cohorn sur le sommet de la tête, qui a eu la voûte du crâne enfoncée profondément, dans presque toute son étendue, le sinus longitudinal ouvert, éprouvé plusieurs hémorrhagies abondantes et fort inquiétantes, et qui, cependant, n'est pas mort des suites de cette épouvantable blessure.

Nous avons eu l'occasion d'observer à *Anvers* plusieurs militaires blessés aux membres, et principalement au bras et à la cuisse, et chez lesquels la balle, après avoir traversé le membre vis-à-vis l'humérus, le fémur, était sortie en arrière et justement vis-à-vis de ces os; de telle sorte, qu'au premier aspect, il semblait impossible qu'ils n'eussent point été brisés. L'examen prouvait cependant que l'os était sain, et qu'il n'avait pas même été entamé. La balle avait été déviée au milieu des chairs et par elles, ou bien elle avait contourné l'os après l'avoir seulement touché ou légèrement écorné. J'ai vu également ce phénomène au crâne: après avoir percé le cuir chevelu dans un point, la balle, au lieu d'entrer dans la cavité crânienne, la contournait en dehors et sortait plus loin à travers ce même cuir chevelu, ou restait sous lui. Ces phénomènes sont fort curieux. La connaissance de ce qui se passe sur les corps inertes vient encore à notre secours expliquer ces faits.

Lorsqu'une balle frappe obliquement une surface convexe en pierre, comme une colonne, par exemple, elle ne la contourne pas ordinairement. Lorsqu'elle la frappe perpendiculairement, elle l'éclate, ainsi que nous l'avons vu pour la pierre dure. Sur le corps humain, on observe un phénomène qui paraît, au premier abord, en contradiction avec celui que nous venons de signaler sur les surfaces convexes inertes. Mais nous allons en trouver bientôt une explication satisfaisante. Ainsi, il arrive très souvent qu'une balle, tirée obliquement sur une surface convexe du corps

un peu résistante, la contourne et sort sur un point diamétralement opposé à celui par lequel elle était entrée, et
fait croire que sa cavité a été traversée de part en part;
elle n'a cependant été que contournée. Il est commun, en
effet, de voir une balle frapper le front, contourner à
droite ou à gauche tout le crâne, et sortir à l'occiput, après
avoir cheminé entre les os et le cuir chevelu. On cite des
exemples de balles qui ont frappé une tempe et qui sont
sorties de cette même manière sur la tempe du côté opposé.
C'est ainsi qu'on rapporte qu'au siége de *Fribourg*, le
maréchal de *Lowendal* reçut, à la tête, une balle qui perça
son chapeau et le cuir chevelu près de la tempe droite, et
vint se faire jour au-dessus de la tempe gauche (1).

Le docteur *Hennen* rapporte (2) un cas dans lequel une
balle entra près du cartilage thyroïde, et qui après avoir
tourné tout autour du cou, revint à l'endroit même par lequel elle avait pénétré, et c'est là qu'elle fut retrouvée.

Une balle frappe le sternum et sort près des apophyses
épineuses dorsales : on est porté à croire que la poitrine
est traversée de part en part, et cependant la balle n'a fait
que glisser entre les parties molles du thorax et ses parties
osseuses. Les mêmes phénomènes s'observent aux parois
du bas-ventre : ils se remarquent aux membres, ainsi que
nous l'avons dit. D'où viennent ces différences, et pourquoi
une balle ne contourne-t-elle pas aussi bien une colonne
de pierre que les parois du crâne, de la poitrine, du ventre, du bassin, ou les os des membres ? C'est évidemment
à la différence des milieux dans lesquels la balle s'est plon-
gée que ce phénomène est dû. En effet, une balle, en
frappant un peu obliquement le front et pénétrant entre le

---

(1) Percy, *Manuel du Chirurgien d'armée.*
(2) *Principes of military surgery*, p. 34, 4ᵉ édition.

cuir chevelu et les os du crâne, éprouve deux résistances :
1° Celle des parois du crâne, qui l'empêche de pénétrer
dans la cavité; 2° celle du cuir chevelu, moins forte sans
doute que celle des os du crâne, mais assez considérable
cependant, pour forcer la balle à suivre une ligne courbe
plus ou moins longue. Suivant le degré de vitesse dont est
encore douée la balle, elle parcourt un quart, un tiers, la
moitié du contour du crâne, et même davantage. Si elle
est douée d'une très grande vitesse, après avoir parcouru
ce trajet, elle traversera la peau du crâne.

Quand une balle frappe obliquement une colonne, elle
ne rencontre autour de ce corps cylindrique que l'air qui
ne lui oppose pas de résistance assez considérable pour
qu'il la contourne, ainsi qu'elle le fait au crâne, par l'intermédiaire du cuir chevelu. Au contraire, après avoir frappé la
colonne, elle se relève, sans subir aucun mouvement de
décomposition. Il est bien entendu que pour que ces phénomènes se passent de cette manière sur le corps humain,
il faut que les projectiles les frappent obliquement; car s'ils
les frappent perpendiculairement, la résistance offerte par
leurs parois est vaincue à l'endroit frappé, et ils pénètrent
dans leur cavité (1).

____

(1) *Dufouart* fait remarquer une particularité intéressante dans les coups
de balles qui frappent les surfaces osseuses convexes. Une balle, dit-il,
a frappé une côte, soit antérieurement, soit postérieurement, et après
avoir suivi un trajet transversal, elle est sortie à la partie opposée en ligne
plus ou moins directe, plus ou moins oblique : on incise les plaies, et on
ne reconnaît aucune fracture sur les points où existent les plaies: si on
porte ses perquisitions plus loin, on trouve souvent une fracture dans un
des points du centre osseux, éloigné de l'entrée et de la sortie du corps
contondant, et qui a été parcouru par le projectile.

On conçoit que le même phénomène peut se trouver au crâne, à la poitrine, etc., etc.

L'action des balles, tirées sur des surfaces concaves, présente un intérêt aussi grand que celle qui a lieu sur les surfaces convexes. Quand cette balle frappe un peu obliquement une surface concave, elle suit la courbe que lui présente la concavité de cette surface, et ne la quitte qu'au bout d'un trajet fort long, quelquefois même elle la suit dans toute son étendue. Son trajet est marqué par une trace plus ou moins profonde. Cet effet se trouvait sur-tout très marqué en juillet 1830, sur une des niches pratiquées dans l'épaisseur du mur dans lequel se trouve une des portes de la colonnade du Louvre : une balle avait frappé un des bords de la niche, avait éclaté la pierre dans un point, s'était divisée en un grand nombre de fragments qui avaient suivi la concavité de la niche, jusques à l'autre bord. On remarquait sur cette concavité douze ou treize sillons divergents, et qui provenaient des fragments de cette balle; le point de départ de ces sillons était celui où la pierre était éclatée.

Ainsi s'explique comment il arrive quelquefois qu'une balle, après avoir frappé un point d'une surface concave, parcourt cette surface dans toute son étendue, et sort par une de ses extrémités, pour revenir presque au même point, et blesser quelquefois la personne même par qui elle a été lancée : c'est ce que M. *Dupuytren* nommait coup de feu en retour. Il n'est donc pas toujours sans danger pour une personne qui s'exerce au tir, ou qui veut se divertir, de diriger des balles sur des murs qui présentent des surfaces concaves, des niches, ou bien des inégalités quelconques. Un des exemples les plus singuliers de ces contre-coups, est celui d'un soldat de l'ex-garde royale française qui reçut d'arrière en avant une balle qui lui traversa la cuisse et qui, par un choc en retour sur une pierre, conserva assez de force d'impulsion pour le blesser à la face d'une manière fort grave (1).

Ces effets, produits par les balles sur les surfaces concaves des corps inertes, expliquent les mêmes phénomènes observés sur les parties concaves du corps humain. C'est ainsi qu'une balle frappe le crâne, le perfore, et au lieu de traverser directement le cerveau, glisse entre lui et sa boîte osseuse, et va s'arrêter dans cet interstice, à une distance plus ou moins grande; c'est ainsi qu'une balle frappe les parois du thorax, le perfore, glisse entre la plèvre et le poumon, et va sortir sur un point diamétralement opposé à celui par lequel elle est entrée, de manière à faire croire que le poumon a été traversé de part en part, tandis qu'il n'a pas été touché; ou bien encore elle tombe dans la cavité de la poitrine. C'est ainsi que ces blessures, si graves en apparence, le sont réellement beaucoup moins. Pour que cet effet ait lieu, il faut que la balle ait pénétré obliquement, comme dans le cas où elle parcourt une surface convexe, car si elle frappait directement les parois de la cavité, celle-ci serait traversée de part en part.

Les faits suivants, très singuliers en apparence, peuvent s'expliquer de cette manière.

« Un soldat avait reçu, en Egypte, un coup de feu à la tête; la balle, après avoir percé le frontal à sa partie moyenne, près du sinus, s'était portée obliquement en arrière, entre le crâne et la dure-mère, et avait cheminé ainsi le long et au côté gauche du sinus longitudinal, jusques à la suture occipitale, où elle s'était arrêtée. Sa présence avait déterminé tous les accidents de la compression, sans qu'on eût

---

(1) M. Hippolyte *Larrey*. (*Relation chirurgicale des journées de juillet* 1830, *au Gros-Caillou.*)

pu reconnaître le siége du corps étranger. Cependant le blessé rapportait toujours la douleur au point diamétralement opposé à l'entrée de la balle, et tous les autres signes ne laissaient aucun doute sur sa présence dans l'intérieur du crâne. J'imaginai, dit M. *Larrey*, d'introduire une sonde de gomme élastique dans le trou du frontal : je lui fis parcourir sans peine le trajet jusques à la balle que je reconnus à sa résistance et à ses inégalités, et je mesurai ensuite, extérieurement, le chemin qu'elle avait parcouru ; alors je me décidai à mettre à découvert le point du crâne correspondant au corps étranger, au moyen d'une large couronne de trépan : une matière purulente, mêlée de petits caillots sanguins, sortit en assez grande quantité, et il me fut facile de saisir et d'extraire la balle qui déprimait la dure-mère et comprimait le cerveau. Rien ne s'opposa plus à la guérison » (1).

En 1806, dans la campagne de Pologne, M. *Larrey* eut encore l'occasion d'observer un fait semblable.

« Une balle, après avoir percé, chez un de nos soldats, la bosse pariétale gauche, avait labouré obliquement la face interne de l'os pariétal et s'était arrêtée à un demi-pouce de la suture occipitale. L'introduction d'une petite sonde de gomme élastique, les indices que donnait le blessé, et une légère ecchymose qui s'était manifestée sur la peau, rasée vers ce dernier point, me déterminèrent à mettre l'os à découvert par une incision cruciale. Une petite fente se fit d'abord apercevoir, et comme les symptômes de compression allaient en augmentant, je me déterminai à appliquer une couronne de trépan, de manière à couvrir la fêlure. Je rencontrai immédiatement sous la pièce détachée de la couronne, une moitié de balle aplatie, et en

---

(1) Larrey, *Clinique des camps*, t. I, page 215.

partie incrustée dans l'os. La dure-mère était décollée de la
voûte du crâne, dans tout le trajet de la balle, qui avait
suivi la concavité de cette portion de la boîte osseuse. Une
assez grande quantité de sang noir sortit par les deux ouvertures. Quinze jours se passèrent ensuite sans que le malade
éprouvât le moindre accident; et sans doute il eût été,
ainsi que le sujet de la précédente observation, conduit à
une guérison parfaite, sans une fièvre d'hôpital dont il fut
atteint, et à laquelle il succomba (1). »

Je suis persuadé que, chez le blessé qui fait le sujet de
l'observation suivante, le biscaïen, qui, entré à la partie
antérieure et supérieure gauche de la poitrine, est sorti en
arrière et sur un point diamétralement opposé, a suivi la
ligne courbe de la face interne des côtes, et n'a point traversé le poumon et les autres parties importantes qui se
trouvent dans cette cavité.

Le nommé *Dauvin*, âgé de dix-sept ans, reçut, le 29
juillet 1830, un biscaïen qui lui traversa la poitrine à la
partie antérieure et supérieure gauche. Ce biscaïen passa
entre la quatrième et la cinquième côte, en comptant de
haut en bas; il écorna les côtes, et sortit en arrière sur le
point diamétralement opposé; il ne traversait pas la peau
dans ce point, mais faisait saillie sous elle, à deux pouces
environ au-dessous de l'angle inférieur du scapulum. Une
incision le mit à nu : Les accidents inflammatoires les plus
graves se manifestèrent d'abord ; mais combattus énergi-
quement par le régime antiphlogistique, ils finirent par céder.
Le jeune malade fut bientôt guéri complétement et sortit
de l'hôpital au mois de novembre. Quelques mois après,
il succomba chez ses parents.

Je crois que dans ce cas, les parties situées sur le trajet

____

(1) Larrey, *Clinique des camps*, t. I, p. 216.

apparent du projectile n'ont point été traversées; que la base du cœur et les gros vaisseaux qui se trouvent dans ces points n'ont point été atteints, sans quoi le malade aurait succombé de suite; mais que le projectile, après avoir traversé les parois de la poitrine, aura glissé entre la face interne des côtes et le poumon, intéressé peut-être légèrement celui-ci et suivi cette ligne, courbe d'un côté et convexe de l'autre, jusques au point de sortie.

Il est fort satisfaisant pour l'esprit de se rendre compte de ces phénomènes si extraordinaires en apparence, et qui frappent d'étonnement non-seulement le vulgaire, mais même les praticiens; cela est d'ailleurs fort important pour le pronostic et le traitement de ces plaies.

Mais ce n'est pas seulement sur des surfaces concaves ou convexes, que les projectiles qui pénètrent dans les corps subissent ces singulières déviations; ils en éprouvent d'aussi étonnantes, de plus bizarres et souvent de plus inexplicables encore, lorsqu'ils pénètrent dans les autres parties. Les plus dures comme les plus molles, les liquides mêmes contribuent à cette déviation (1) : celle-ci dépend de la différence des milieux dans lesquels le projectile pénètre. Lorsqu'une balle pénètre dans le corps, et traverse une partie complétement, elle éprouve plus de résistance dans un point que dans un autre; alors la direction du projectile est changée; et s'il se trouve constamment une

---

(1) Les liquides font éprouver une déviation très marquée aux projectiles. Les amateurs de la chasse aux poissons avec des fusils, connaissent très bien ce fait : les balles sont puissamment réfractées par l'eau : à la surface elles sont réfléchies très fortement, quand elles sont tirées obliquement. L'absence de parties dures, comme os, cartilages, tendons, etc., etc., n'est donc pas une raison suffisante pour faire croire que la balle a dû cheminer droit; bien plus, une balle peut être réfléchie par des parties molles, et aller briser ensuite un os qu'elle rencontre moins obliquement.

5.

suite de points qui présentent des résistances différentes, l'ouverture que fera ce corps, sortant, se trouvera bien éloignée de la direction qu'il suivait en entrant ; aussi arrive-t-il souvent que telle partie , que l'on croit avoir été infailliblement blessée par une balle, est restée tout-à-fait intacte, tandis que telle autre, que l'on croit épargnée, a été atteinte.

Les degrés de réflexion que font éprouver à une balle les obstacles qu'elle trouve , au milieu des parties qui composent le corps humain , sont infinis. Un os, selon l'inclinaison du plan qu'il lui présente, lui imprime une diversion plus ou moins grande, et l'oblige souvent à une marche rétrograde; un simple tendon la fait quelquefois rejaillir ; le corps d'un muscle fortement contracté la jette de côté, ou la fait passer autour de lui pour continuer sa course. Souvent, après avoir seulement ouvert les téguments, elle fait le tour du corps ou du membre, parce qu'une succession de résistances égales, de réflexions sans cesse renaissantes, lui communiquent cette sorte de détermination centrifuge. Il n'est pas rare que frappant une partie dans un angle plus ou moins obtus, l'obliquité de son incidence la fasse monter ou descendre à une distance très considérable de la plaie qu'elle a faite en entrant. C'est ainsi qu'on a vu une balle qui était entrée au genou, et qui s'était portée jusques près le bassin ; qu'une autre, entrée près du pied, avait coulé jusqu'au genou, etc., etc. (1).

La plus légère résistance détourne les balles de la ligne droite ; elles suivront un os dans toute sa longueur, un muscle, une aponévrose, à une distance très considérable. Le docteur *Hennen* cite des exemples, dans lesquels la

---

(1) Percy, *Manuel du Chirurgien d'armée.*

balle traversa presque toute l'étendue du corps, ainsi que les extrémités. Dans un cas, qui eut lieu chez un soldat, au moment où il étendait le bras pour monter à l'échelle, dans un siége, une balle, qui entra à peu près vers le centre du bras, passa le long du membre, par-dessus la partie postérieure du thorax, s'ouvrit un chemin dans les muscles de l'abdomen, pénétra profondément dans les muscles fessiers, et remonta à la partie moyenne et antérieure de la cuisse opposée. Dans une autre circonstance, une balle, après avoir frappé à la poitrine un homme qui était debout dans les rangs, alla se loger dans son scrotum. (*Principles of military surgery*, pag. 34, deuxième édition.)

Il serait à désirer que ces circumversions des balles, que ces aberrations pussent être jugées de bonne heure, pour leur extraction, mais cela est très difficile ; et l'esprit du chirurgien ne peut guère suivre la balle dans la route qu'elle a suivie, en estimant la densité des milieux qu'elle a eus à traverser, les réfractions qu'elle a dû essuyer, la pente que lui offrent les faces inclinées des os, des gaînes tendineuses, la vitesse dont elle pouvait jouir, etc., etc.

M. *Chevalier*, dans un ouvrage sur les plaies par armes à feu, a cherché à déterminer les effets et les déviations des balles sur le corps humain, d'après des lois mathématiques ; mais il est bien difficile, pour ne pas dire impossible, d'arriver à un pareil résultat. Si, comme l'observe *Guthrie* (1), le corps humain était une substance absolument inanimée, ou bien composée de parties dont la densité, l'épaisseur et la puissance de résistance fussent exactement connues et appréciées, on pourrait ainsi calculer la puissance de la balle ; mais bien loin de là : le corps humain est composé de parties dont la puissance de contraction et

______

(1) *Treatise on gun shot wounds.*

de résistance sont très variables. Les unes opposent une résistance très grande, tandis que les autres en offrent à peine; les unes ont une très grande élasticité, les autres n'en offrent presque pas. Nous ne pouvons ensuite estimer la force de résistance, toujours changeante, des tissus vivants. Sans doute, c'est à des lois mathématiques qui gouvernent la matière que les projectiles obéissent; mais le degré de force avec lequel ils ont été lancés, mais le degré de résistance que chaque partie a pu leur opposer étant inconnus, comment, ces bases essentielles manquant, vouloir estimer, par les lois du calcul, les effets des projectiles lancés par la poudre à canon? C'est une chose qui nous paraît tout-à-fait impossible; et dans un pareil état de choses, il faut se borner à constater le phénomène, sans chercher à l'expliquer.

Il est des circonstances dans lesquelles les projectiles (nous ne parlons que des balles) traversent les parties d'une manière si heureuse, qu'aucun organe important n'est intéressé. Les cavités splanchniques se trouvent dans ce cas, comme les membres. A Anvers, nous avons été témoin de plusieurs de ces cas heureux. Les balles étaient passées, soit dans l'épaisseur des membres, soit dans les parois des cavités splanchniques. Elles avaient même traversé ces cavités de part en part, sans toucher à aucun organe important, artère, veine, nerf, os, ou viscère. J'ai vu un soldat qui avait reçu une balle à l'épaule, immédiatement au-dessous de la clavicule; cette partie avait été perforée d'avant en arrière; la balle avait cheminé au milieu des artères, veines et gros nerfs de cette région, sans les atteindre. Aucun accident ne survint, et le malade était guéri au bout de peu de jours.

J'avais observé un fait tout-à-fait semblable sur le maçon *Apert*, en juillet 1830, à Paris. Au moment où ce jeune homme tenait son fusil couché en joue, une balle lui traversa l'épaule de part en part. L'ouverture d'entrée était située au-dessous de la clavicule, près de son extrémité interne ; celle de sortie se voyait au-dessous du tiers interne de l'épine de l'omoplate. En moins d'un mois, le blessé était complétement guéri. Il n'éprouvait aucune gêne dans ses mouvements.

Je vis un autre militaire, à l'hôpital militaire d'Anvers, dont l'observation est très remarquable. Le nommé *Poupon*, âgé de vingt-trois ans, fusilier au cinquante-huitième régiment de ligne, reçut, à la tranchée, le 7 décembre 1832, une balle dans l'orbite gauche. Celle-ci creva l'œil et passa outre. On ne put la retrouver. Presque immédiatement après, le blessé se plaignit de gêne en avalant, et d'une douleur assez vive au côté droit du cou, derrière l'angle droit de la mâchoire inférieure. On ne vit rien sur ce point, non plus que dans tout le reste du cou et de l'arrière-bouche, qui furent soigneusement explorés. Six ou sept jours après, une tumeur se manifesta derrière l'angle de la mâchoire. Cette tumeur, du volume d'un œuf de pigeon, était rouge, dure et douloureuse. Une incision d'un demi-pouce est faite dessus. On introduit un stylet, mais on ne sent point la balle. (Cataplasmes émollients.) Aucun symptôme fâcheux ne se manifesta ni du côté du cerveau, ni dans les organes de la face. Le malade, que je vis pour la première fois le 23, quinze jours après sa blessure, avait du sommeil, de l'appétit, et il ne se plaignait que de cette tumeur placée derrière l'angle de la mâchoire, et d'une gêne peu considérable d'ailleurs qu'il éprouvait dans l'acte de la déglutition. Le 2 janvier, il était encore dans le même état. Probablement la balle était au fond de cette tumeur, et sera sortie plus tard avec la suppuration qu'elle aura déterminée.

Un fait à peu près semblable s'était offert à mon observation, en juillet 1830, sur le nommé *Godin*, qui avait reçu, sur la place de Grève, une balle vers la racine du nez à gauche; cette balle, après avoir traversé la face dans toute son étendue, vint faire saillie sous les téguments, un peu au-dessous de l'apophyse mastoïde du côté opposé. Ce blessé fut moins heureux que le précédent, car il conservre une paralysie de la joue droite et une amaurose de l'œil droit.

Sur un autre soldat, à *Anvers*, j'ai vu une balle frapper le milieu des parois abdominales sur les côtés de la ligne blanche, et sortir sur les côtés du rachis, sans produire aucune espèce d'accident. Cette balle avait traversé complétement la cavité abdominale, et ne s'était point bornée à contourner les parois abdominales, ainsi qu'il arrive quelquefois; elle avait été bien réellement pénétrante. En peu de jours, ce soldat fut guéri.

On conçoit difficilement qu'une balle puisse pénétrer dans le ventre, et le traverser de part en part, sans blesser gravement aucun viscère et ne causer aucun accident. On possède néanmoins un assez grand nombre de faits de ce genre; et chez quelques individus même les balles sont restées dans la cavité abdominale, sans qu'ils aient cessé de jouir d'une santé parfaite. Il est probable que dans ces cas, la balle aura glissé fort obliquement à la surface des intestins et autres viscères, qui sont contenus dans l'abdomen. Je possède deux faits, que j'ai recueillis en juillet 1830, et qui sont à peu près pareils à celui du soldat que j'ai vu à *Anvers*. Ces deux blessés, dont l'un était à l'hôpital Beaujon et l'autre à l'Hôtel-Dieu de Paris, guérirent très bien en peu de temps. Ils n'avaient aucune lésion aux viscères contenus dans le ventre (1).

____

(1) Il ne faut pas trop s'abuser cependant sur le mode d'action de ces *coups prétendus heureux*, qui ont traversé l'abdomen de part en part : ils

L'action des projectiles sur les tissus de laine, sur le lin, le drap, le feutre, etc., mérite une grande attention de la part du chirurgien. Ces tissus frappés par les balles et autres projectiles, se distendent, s'alongent devant elles, avant d'être perforés, reviennent sur eux-mêmes après avoir été ouverts, et présentent une ouverture moins grande que le diamètre du projectile par lequel ils ont été traversés. D'autres fois ils ne sont pas perforés par ces projectiles, qui ne font que les alonger, et s'en font une véritable gaîne, semblable à un doigt de gant. La connaissance de ce phénomène rend compte de certaines singularités, que l'on aurait beaucoup de peine à expliquer sans elle. En effet, une balle frappe un chapeau de feutre, alonge ce tissu, finit par le perforer, et entre dans le crâne, après avoir fait un trou à cette cavité. Si on examine l'ouverture faite

---

peuvent avoir réellement intéressé les intestins, mais leur lésion est demeurée cachée, et est guérie par les seules forces de la nature.

En effet, à la suite de l'action d'un corps contondant, il peut se former une escharre, et si elle n'est pas très étendue, au bout de cinq ou six jours elle se détache, tombe dans le canal intestinal, et la cicatrisation s'opère, soit par le moyen de l'épiploon ou des portions intestinales voisines. *Dufouart* avait déjà remarqué, il y a long-temps, que les escharres devaient être regardées sur les organes creux comme des bouchons, et que pendant leur existence, la nature avait le temps d'entourer les viscères d'adhérences salutaires (*Plaies par armes à feu,* p. 272, 288). Les tuniques intestinales déchirées ne se recollent pas immédiatement, dit ce chirurgien, à leurs parties congénères : elles s'agglutinent aux surfaces adjacentes, et leur empruntent pour ainsi dire la portion dont elles ont besoin pour remplacer leur perte de substance. M. *Jobert* a expliqué plus tard, comme cet auteur, le mécanisme de la guérison des intestins : les expériences qu'il a faites sur les animaux, et ses observations sur l'homme, confirment la justesse de l'opinion de *Dufouart,* dont l'ouvrage sur les blessures par armes à feu contient une foule de choses intéressantes au milieu d'erreurs grossières et tout-à-fait en désharmonie avec les connaissances qu'on possédait de son temps.

au feutre, on la trouve infiniment plus petite que celle
qui est faite au crâne. Charles XII, roi de Suède, fut ainsi
frappé, au siége de Frédérichtadt. Le chapeau de cet homme
célèbre, que l'on conserve encore à *Stockolm*, présente
une ouverture beaucoup plus petite que celle que l'on trouva
sur le crâne. Pendant long-temps cette différence, si ex-
treordinaire en apparence, contribua à propager le bruit
calomnieux, que ce roi avait été assassiné par une des personnes qui l'entouraient au siége de la ville.

Une balle qui pousse au-devant d'elle les tissus de laine,
lin, etc., qui s'en coiffe, en un mot, peut avoir pénétré
dans l'intérieur des membres, dans les cavités mêmes, sans
cesser d'être contenue dans cette gaîne accidentelle ; c'est
ainsi qu'elle s'enveloppe dans une gaîne formée par la chemise, le caleçon, le pantalon, etc., et qu'en retirant les
vêtements du blessé, on l'entraîne avec eux. Le lecteur se
rappellera l'histoire du sous-lieutenant *Magnien*, que
nous avons donnée plus haut, dont le bras avait été traversé par un petit biscaïen, qui avait poussé au-devant de
lui un prolongement de la chemise de quatre ou cinq pouces
de longueur, et dans lequel il s'était logé. J'ai vu un autre
soldat, à Anvers, qui avait reçu un coup de feu au flanc ;
la balle s'était coiffée de la chemise, qu'elle avait poussée
au-devant d'elle, et pénétré avec elle dans la plaie. En dés-
habillant le blessé, elle tomba.

A. Paré, *Bordenave*, *Percy*, *Guthrie*, citent des faits
de ce genre. M. *Boyer* en a cité un fort curieux, dans son
grand ouvrage.

En juillet 1850, nous avons recueilli plusieurs faits pareils. Parmi ces faits, nous citerons celui d'un jeune homme
qui avait reçu un coup de feu à l'hypogastre. Se sentant
blessé, ce jeune homme (nommé *Louis Moinet*) voulut
voir son mal, et, à son grand étonnement, la balle tomba

par terre, lorsqu'il retira sa chemise. L'intestin fit de suite hernie à travers la plaie. Pour soutenir son intestin hernié, il se fit un bandage avec son mouchoir, et se rendit seul, et à pied, dans un des hôpitaux de Paris, où il reçut tous les soins convenables, et guérit très bien.

M. *Larrey* cite, dans ses ouvrages, plusieurs faits intéressants de ce genre : En 1814, un grenadier de la garde impériale reçut, à la bataille de Craon, un coup de feu à la cuisse. A l'examen du sujet, on trouva une portion de la chemise engagée dans une plaie ronde et étroite. M. *Larrey* débrida la plaie, et retira facilement un lambeau de chemise, au fond duquel était renfermée une balle de gros calibre et une portion de l'étoffe du pantalon. Cette balle s'était même déformée en touchant le petit trochanter (1).

A la funeste bataille de *Waterloo*, un jeune soldat reçut une balle qui pénétra un peu au-dessus des vaisseaux spermatiques du côté droit; elle chemina jusque dans le scrotum. La chemise formait un véritable doigt de gant, comme dans le cas précédent. L'extraction fut faite facilement.

Voici un autre fait que j'emprunte encore au même ouvrage de M. *Larrey* et qui surpasse tous les autres en singularité (*Clinique des camps*):

Le nommé Alphonse *Marseille*, du dixième régiment de ligne, étant en Catalogne, en avril 1815, avait reçu un coup de feu au ventre, dans un combat qui s'était établi entre les soldats de son régiment. Il paraît que la balle avait entraîné au-devant d'elle une portion de chemise, l'avait enfoncée dans l'épaisseur des muscles, et avait pénétré avec elle dans la cavité abdominale. Le blessé, tombé sur le

---

(1) Cette portion de chemise et le projectile sont déposés au Cabinet de l'École de Médecine de Paris.

coup, avait reçu les premiers secours de l'un de ses camarades qui, n'ayant pu arracher la portion du vêtement engagée dans la plaie du bas-ventre, l'avait coupée avec un
couteau, au niveau de cette plaie. Le chirurgien espagnol
de l'hôpital de Figuières dans lequel ce blessé avait été
transporté, n'avait point fait de recherches et s'était con-
tenté d'appliquer un simple appareil sur la plaie. Bientôt
après, des symptômes inflammatoires s'étaient déclarés,
le ventre s'était météorisé, et le malade avait rendu une
assez grande quantité de sang par les selles ; cette éva-
cuation sanguine avait été précédée de coliques violentes
et d'envies de vomir. Les boissons délayantes et les cataplasmes émollients, mis en usage pendant plusieurs jours,
avaient calmé les premiers accidents ; une abondante suppuration s'était établie dans la plaie, et, après trois mois
environ, le même chirurgien, guidé par une portion de
linge qui avait reparu au fond de la plaie, en avait enfin
débridé les bords, avait saisi la toile avec ses doigts et de
fortes pinces, et en avait fait l'extraction. Cette portion de
toile formait un sac d'environ quatre travers de doigt de
longueur, au fond duquel était la balle. Dès ce moment
le malade allant de mieux en mieux, se trouva bientôt
en état d'être évacué d'un hôpital à un autre, et il arriva
successivement à celui du Gros-Caillou, à Paris, où il était
entré dans l'état que nous avons indiqué.

Les gros projectiles se comportent comme les balles sur
les mêmes tissus. En voici un exemple que je trouve dans
l'*Esquisse historique et médicale de l'expédition d'Alger,
en* 1830, par un officier de santé attaché à l'expédition :

« Un jeune soldat de la ligne reçut, dans la région in-
guinale du côté gauche, un biscaïen qui s'était enfoncé dans
les chairs, à environ trois pouces de profondeur. Ce biscaïen avait percé la culotte et poussé devant lui la che-

mise, qui représentait, par rapport à lui, un doigt de gant, sans léser l'artère crurale qu'il avait frôlée en dehors, et qu'on sentait presque à nu sur la lèvre interne de la plaie. » Le chirurgien qui rapporte cette observation, engagea le blessé à fléchir la cuisse sur le bassin ; et les muscles se trouvant dans le relâchement, il amena sans difficulté la chemise, qui ne résista que par le poids qu'elle entraînait avec elle.

Nous n'excepterons pas même les os dans l'épaisseur desquels les projectiles ont été introduits de cette manière, en poussant au-devant d'eux les tissus souples et flexibles dont ils se coiffent. En voici un exemple recueilli en 1814: à cette époque, il se présenta à l'Hôtel-Dieu un militaire français, blessé d'un coup de feu à la partie interne et supérieure de la jambe. Le condyle interne du tibia était intéressé. En sondant la plaie, M. *Dupuytren* sentit au fond un corps mou, dont il ne put déterminer la nature. La plaie étant élargie, on appliqua, sur le condyle interne du tibia, une couronne de trépan : on trouva alors un cylindre d'étoffe que l'on attira à soi, et qui contenait une balle, laquelle s'était entourée de l'étoffe du pantalon, et s'en était fait une espèce de sac qui la contenait, et n'était point perforé.

Les plaies par armes à feu sont, suivant la plupart des auteurs, des plaies qui ne saignent pas, ou qui saignent rarement. L'extrême contusion des parties, leur attrition, disent-ils, est si grande, que les vaisseaux sont mâchés, crispés, au point que le sang ne peut s'en échapper, et que, lorsque l'escharre est tombée, l'oblitération du vaisseau ayant eu souvent le temps de se faire, l'hémorrhagie ne se reproduit plus. Il arrive même quelquefois, qu'après l'ablation des membres par des boulets, les grosses artères ne saignent point pendant l'amputation. M. le docteur *Thomson* (*Report of observations in the military hospitals in*

Belgium, p. 34 et 35) cite le cas d'un homme qui eut la jambe emportée par un boulet. On lui fit l'amputation de la cuisse , et on n'eut pas besoin de faire de ligature. Il se présenta un autre cas tout-à-fait semblable , dans lequel le bras avait été emporté tout près de l'épaule ; les artères ne saignèrent pas non plus. Il faut se garder de trop compter sur ce résultat dans les blessures qui sont compliquées de lésion aux vaisseaux. Toutefois, il est beaucoup de circonstances où il n'y a point d'hémorrhagies, et j'ai été témoin de plusieurs observations de ce genre à *Anvers* : tel est le cas suivant.

Le lieutenant *Charvet*, du 1er régiment d'artillerie, âgé de trente ans , doué d'une constitution très nerveuse, fut frappé par l'un des derniers coups de canon tirés de la citadelle, le 25 décembre au matin. Le boulet, étant dans toute sa vitesse, le frappa immédiatement au-dessus de l'articulation cubito-humérale. L'avant-bras et la partie inférieure du bras furent complétement séparés du corps et lancés très loin. M. *Charvet* ne tomba pas, et fit encore cent pas environ, après avoir reçu cette affreuse blessure. Aucune hémorrhagie ne se manifesta par la plaie. Il n'y eut point de symptôme de commotion. Le malade conserva toute sa connaissance, son intelligence et la liberté de tous ses mouvements. Transporté à l'ambulance de siége , l'amputation lui fut pratiquée dans la continuité du tiers supérieur du bras, par M. *Forget*. Le blessé la supporta avec beaucoup de courage. La plaie fut réunie par première intention ; aucun accident ne se manifesta après l'amputation.

Lorsque je quittai *Anvers*, le 2 janvier, M. *Charvet* était dans un très bon état.

Cette absence d'hémorrhagie s'est remarquée aussi chez d'autres militaires dont les membres ont été emportés, et notamment chez un malheureux soldat, dont les deux cuisses avaient été enlevées par un boulet de gros calibre. Les artères fémorales ne fournissaient pas du tout de sang. Ce malheureux succomba quelques heures après son arrivée à l'ambulance. Mais si on observe réellement une absence complète d'écoulement de sang sur quelques individus et même sur un assez grand nombre qui ont été atteints de lésion aux vaisseaux sanguins, on doit dire aussi qu'il y en a beaucoup chez lesquels des hémorrhagies, soit artérielles, soit veineuses, se déclarent immédiatement, et sont très souvent la cause de la mort des blessés. J'ai vu à *Anvers* plusieurs de ces hémorrhagies primitives qui provenaient même d'artères peu volumineuses. Tel était le cas suivant.

Bouley, âgé de vingt-trois ans, canonnier au 1er régiment d'artillerie, reçut, le 22 décembre 1832, un coup d'éclat d'obus, tout-à-fait à la partie externe inférieure et postérieure de la jambe ; il en résulta une plaie assez profonde, située à la partie interne de la jambe. Le tendon d'Achille fut rompu, et l'artère tibiale postérieure atteinte et ouverte. Une hémorrhagie abondante eut lieu à l'instant même. Le blessé fut transporté de suite à l'ambulance de tranchée, et un des chirurgiens de service lui fit la ligature de l'artère. L'hémorrhagie étant ainsi arrêtée, le blessé fut transporté à l'hôpital militaire d'*Anvers*. La levée du premier appareil eut lieu le 27 décembre. La plaie était en très bon état. L'hémorrhagie ne se renouvela plus.

Je tiens de M. *Blanc*, chirurgien aide-major attaché à l'ambulance de la division *Sébastiani*, le fait suivant :

Le 23 décembre 1832, au combat de Doel (village situé à quelques lieues d'*Anvers*), un lieutenant d'infanterie, M. *Saint Léger*, reçut une balle à la partie interne et inférieure de l'avant-bras ; le cubitus fut fracturé, l'artère cubitale fut ouverte : une hémorrhagie subite et violente eut lieu. Un chirurgien major, placé près du champ de bataille, appliqua un appareil, tamponna la plaie. L'hémorrhagie fut arrêtée, et ne se renouvela pas.

J'ai vu une hémorrhagie veineuse très abondante, chez
le nommé *Petit*, âgé de vingt-cinq ans, soldat au 25ᵉ régiment d'infanterie de ligne, et qui avait reçu une profonde
blessure à l'aîne, par un éclat d'obus. Cet éclat se trouvait
dans la plaie. Lorsqu'on le retira, une hémorrhagie veineuse très abondante se déclara. Elle provenait de la partie
supérieure de la veine fémorale, ou de la partie inférieure
de l'iliaque externe. On tamponna, et l'hémorrhagie s'arrêta. Mais cette hémorrhagie se renouvela à chaque pansement, que l'on ne faisait cependant, que tous les deux ou
trois jours, et elle survint même dans l'intervalle des pansements. C'est ainsi qu'il eut quatre hémorrhagies extrêmement abondantes. Lorsque je partis d'*Anvers*, ce blessé
était dans un état d'exténuation tel, que sa fin semblait
prochaine.

En juillet 1830, j'avais déjà eu l'occasion de voir plusieurs cas remarquables d'hémorrhagie primitive à la suite
de coups de feu. C'est ainsi qu'un homme frappé d'une
balle à la cuisse, à deux pouces de l'aîne, et perdant une
grande quantité de sang, fut transporté à l'Hôtel-Dieu, le
28 ou 29 juillet. Il était presque mourant, tant la perte
de son sang avait été considérable. A peine la ligature
était-elle faite, par M. *Dupuytren*, que ce malheureux
expira. Secouru plus tôt, il aurait probablement échappé à
la mort. Un autre individu blessé par un biscaïen à l'aîne,
et dont l'artère fémorale avait était ouverte, succomba
aussi de cette manière. Ce blessé avait été placé dans le
service de M. *Sanson* : sa mort fut si prompte qu'on n'eut
pas même le temps de lui faire la ligature de l'artère. L'individu suivant fut plus heureux. Blessé dans les journées de

Juillet, à l'épaule par une balle, qui lui ouvrit l'artère axillaire; une hémorrhagie des plus abondantes se manifesta à l'instant même. L'accident arriva près de l'hôpital Beaujon. Le blessé fut transporté de suite dans cet établissement, et M. *Blandin* lui fit immédiatement la ligature de l'artère axillaire, et arrêta l'hémorrhagie.

M. *Larrey* rapporte aussi dans ses Mémoires (1) plusieurs observations d'hémorrhagie primitive par suite de coups de balle. Une des plus intéressantes est la suivante :

M. *Arrighi* (duc de Padoue) reçut en Egypte, au siége de *Saint-Jean-d'Acre*, un coup de balle, qui lui coupa la carotide externe, à la séparation de l'interne et à son passage dans la parotide. La chute du blessé, et un jet de sang considérable qui se faisait par les deux ouvertures, appelèrent l'attention des canonniers. L'un d'eux eut la présence d'esprit d'appliquer ses doigts dans ces ouvertures; il comprima l'artère et arrêta l'hémorrhagie. M. *Larrey* fut appelé à temps, et guérit le blessé par la compression.

Mais si les hémorrhagies primitives sont très graves et très inquiétantes dans les plaies par armes à feu, il en est aussi de même des hémorrhagies consécutives, qui doivent sur-tout fixer l'attention du chirurgien. Mais à quelle époque ont lieu ces hémorrhagies ? C'est une question très importante à étudier.

Un individu tombe frappé par un coup de feu qui a touché un gros vaisseau. Il y a commotion, stupeur, syncope; la circulation est ralentie, suspendue; ce qui prévient une hémorrhagie primitive; mais ce n'est que momentanément. Lorsque le blessé reprend ses forces, une ou deux heures après, l'écoulement de sang commence. Cette hémorrhagie, pour n'avoir pas été instantanée, n'en est pas

______

(1) Tom Ier, p. 309.

moins primitive. Le chirurgien doit donc toujours être sur ses gardes, lorsqu'il a quelques soupçons sur la lésion d'un vaisseau considérable. Il y a deux espèces d'hémorrhagies primitives : l'une qui arrive à l'instant même de la blessure, et l'autre au bout d'un temps variable, une, deux ou trois heures, lorsque l'état de syncope ou de commotion diminue. Quant à l'hémorrhagie consécutive, qui se manifeste à la chute des escharres d'attrition, elle se manifeste à des époques très variables. Ordinairement c'est au huitième, dixième, quinzième jour, et quelquefois plus tard, comme au vingtième et même au vingt-troisième. C'est à l'approche de ce moment, qu'il faut beaucoup de surveillance ; cette époque est souvent avancée par des émotions vives, des écarts de régime, des mouvements violents, etc. Ces hémorrhagies là ont une gravité d'autant plus grande, que le malade est plus affaibli par l'inflammation, la suppuration et les pertes antérieures de sang, et qu'il ne peut supporter sans danger l'écoulement de quelques onces de ce liquide. Ce qui rend ces hémorrhagies plus fâcheuses encore, c'est qu'il est presque impossible d'apercevoir le vaisseau ouvert, au milieu des chairs boursoufflées, enflammées, suppurantes. D'ailleurs, si on l'aperçoit dans ce point, et qu'on en fasse la ligature, celle-ci coupe promptement son tissu enflammé, et l'hémorrhagie se renouvelle peu de temps après. Ici se trouve alors l'indication de ne point lier le vaisseau à la surface d'une plaie, mais bien son tronc, à une certaine distance entre le cœur et la blessure. Cet état des vaisseaux enflammés, au milieu des tissus qui entrent dans la composition d'une plaie, et leur promptitude à se laisser couper par une ligature, a été noté depuis long-temps, par M. *Dupuytren.* Plusieurs fois, et notamment en 1814, il a pratiqué la ligature du tronc des vaisseaux, dont les extrémités fournissaient une hémorrhagie à la surface des plaies produites par armes à feu.

Parmi les hémorrhagies consécutives que j'observai à *Anvers*, une des plus remarquables est la suivante. J'eus occasion d'en voir au quatrième, cinquième, sixième, dixième jour, et plus tard ; celle-ci a eu lieu le sixième jour, et a été fournie par l'artère radiale.

M. *Degumoëns*, colonel d'état-major général de l'armée hollandaise, fait prisonnier avec la garnison, fut transporté à l'hôpital militaire d'*Anvers*. Il avait été blessé le 22 au soir par les éclats d'une bombe. Cet homme, âgé de quarante-deux ans, d'une force athlétique, d'une taille élevée, d'un embonpoint très considérable, avait déjà une foulure très douloureuse au genou depuis quelques jours, et continuait néanmoins son pénible service dans la citadelle, lorsqu'il fut renversé par cette bombe. Il en reçut dix ou douze plaies ou contusions plus graves les unes que les autres : un éclat lui traversa les chairs de la partie externe de la cuisse gauche, en agissant de bas en haut. L'ouverture d'entrée, placée au tiers inférieur et externe de la cuisse, était presque ronde; l'ouverture de sortie, à l'union du tiers supérieur avec le tiers moyen, était au contraire inégale, déchirée, irrégulière. Un autre éclat avait fait une blessure à peu près semblable à la cuisse droite, à la même hauteur, mais un peu plus en avant. Ces deux plaies avaient été débridées par les chirurgiens hollandais. Un troisième éclat avait fait au mollet de la jambe droite, une écorchure de la largeur de la paume de la main environ. L'épiderme avait seulement été enlevé. Un quatrième éclat avait enlevé une masse considérable des chairs de la partie postérieure et interne de la cuisse droite, depuis le jarret; et à deux pouces environ de cette dernière partie, existait une plaie de la largeur de cinq pouces, de la longueur de huit et d'une profondeur de quatre environ; plaie

6.

inégale, déchirée, couverte d'escharres et de détritus. Un cinquième éclat l'avait frappé à la partie antérieure de l'avant-bras, etavait produit là une plaie contuse de deux pouces et demi de hauteur, occupant tout le diamètre transversal de l'avant-bras, et une contusion qui s'étendait jusques au pli du coude. Un sixième et dernier éclat lui avait fait une autre plaie contuse, peu étendue, à la partie latérale droite et inférieure du thorax. Aucun des os des régions affectées n'avait heureusement été atteint chez cet officier.

Le soir, à trois heures, 28 décembre, une hémorrhagie très abondante se manifeste par l'artère radiale : elle est saisie et liée. Quelques heures après, le colonel, très affaibli par la perte de son sang, est saisi d'un trismus très violent : les mâchoires sont extrêmement serrées, le cou fortement renversé en arrière, les muscles du thorax et de l'abdomen sont rapidement envahis par la contraction et la raideur tétanique; des secousses convulsives fréquentes et douloureuses se font remarquer dans les muscles des membres. Mort dans la nuit. Les narcotiques, unis aux calmants, n'ont enrayé en rien la marche rapide de la maladie qui a emporté ce blessé en quelques heures.

Les *brûlures* faites par la poudre à canon libre, ont été peu fréquentes au siége d'*Anvers*, contre l'ordinaire dans ces circonstances, et contre l'ordinaire même dans les combats en rase campagne. Toutefois j'ai eu l'occasion d'en observer huit ou dix, et en particulier, sur cinq soldats qui venaient d'entrer dans un petit fort nouvellement abandonné par les Hollandais, et qui furent brûlés tous en même temps. Les Hollandais en se retirant avaient répandu sur le terrain une grande quantité de poudre qui était recouverte de paille. Les soldats Français, sans méfiance, établirent leur bivouac sur ce terrain : à peine leur feu était allumé que la poudre, répandue à la surface du sol, s'enflamma et brûla fortement

cinq soldats qui se trouvaient dans le voisinage. Les parties
qui étaient exposées à l'air furent seules atteintes, c'est-à-
dire le visage et les mains. Ces parties le furent à divers
degrés. Sur presque toutes, ce fut au second degré, c'est-
à-dire qu'il y eut seulement vésication. Sur quelques autres,
ce fut au troisième degré, c'est-à-dire qu'il y eut destruction complète du corps muqueux et destruction incomplète
du chorion de la peau (1). Quelques autres soldats de
l'artillerie, qui déchargeaient des obus et des bombes, et
répandaient autour d'eux la poudre avec peu de précaution, furent également brûlés de cette manière, et à des
degrés semblables. Les vêtements protégèrent les autres
parties du corps; ainsi que nous l'avons dit, la tête et les
mains seules furent atteintes.

Ces brûlures par la poudre à canon ont ceci de remarquable qu'elles sont presque toujours compliquées aussi de
l'insertion d'un plus ou moins grand nombre de grains de
poudre dans les chairs. Dans une masse de poudre à laquelle
le feu est mis, tout n'entre pas en déflagration. Qu'une partie plus ou moins considérable échappe à la combustion, cette
partie de poudre non enflammée est mise en mouvement
comme un projectile, et insérée dans la peau, et y produit
ces points noirs, bleus, etc., qui, rapprochés, et en grande
quantité, font des espèces de masques, quand c'est sur la figure
que la brûlure par la poudre a eu lieu. Ces taches sont in-
délébiles, comme celles qui sont produites par le tatouage.

Ces brûlures furent suivies presque toutes d'un gonflement très considérable, sur-tout à la face, et d'une abon-

---

(1) Nous adoptons ici, comme la meilleure, la doctrine de M. *Du-*
puytren sur les brûlures. On sait que ce professeur admet six degrés dans
cette lésion. Cette division est non-seulement la plus satisfaisante, pour
expliquer tous les phénomènes locaux de la maladie; mais elle est encore
la plus féconde en résultats pratiques.

dante suppuration. Des saignées générales copieuses et répétées, la diète, des boissons émollientes et rafraîchissantes, des pansements avec du linge troué et enduit de cérat, de la charpie, etc., etc., amenèrent ces blessés à guérison, sans accidents.

Traitement.

Le traitement des coups de feu par balles qui traversaient seulement les chairs, et n'avaient intéressé ni gros vaisseaux, ni nerfs, ni autres organes importants, s'est borné généralement à des débridements aux ouvertures d'entrée et de sortie, au repos, à des pansements simples, consistant en linge fenêtré et enduit de cérat, de la charpie, des cataplasmes émollients : toutes ces plaies ont guéri très bien, et en un temps généralement assez court. Il en est quelques-unes qui étaient même tout-à-fait guéries en quelques jours (1).

Ces plaies, qui traversent seulement les chairs, constituent sans doute une maladie légère et qui guérit ordinairement par l'emploi de moyens simples. Mais doit-on, pour cela, les abandonner à elles-mêmes, c'est-à-dire attendre le dégorgement des parties, la chute des escharres, la suppuration et la cicatrisation de la plaie, en se contentant de pansements ordinaires ? ou bien, faut-il prévenir les accidents

---

(1) L'opinion dans laquelle on est que les plaies contuses doivent presque toujours suppurer, est beaucoup trop exclusive. *J.-L. Petit* avait remarqué que, pourvu que la contusion ne fût pas trop forte, la réunion pouvait avoir lieu. Il avait même été jusqu'à avancer que l'état de stupeur qui accompagne ces sortes de blessures pourraient bien, en s'opposant au développement trop grand de l'inflammation, favoriser l'adhésion des parties mises en contact. On a même été plus loin encore de nos jours, et on a eu recours à la réunion immédiate, même dans quelques blessures par armes à feu. M. *Larrey* rapporte plusieurs exemples de succès par l'emploi de cette méthode.

inflammatoires des étranglements, etc., etc., et chercher à ramener cette plaie éminemment contuse à l'état de plaie nette, franche et sanglante, à l'aide d'incisions, ou, comme on dit, du débridement ? Il est sans doute avantageux d'épargner aux blessés les douleurs qui accompagnent inévitablement le débridement des plaies par armes à feu ; il est certain aussi que, dans un grand nombre de cas, des plaies produites par des balles qui avaient seulement traversé les chairs d'un membre, comme le bras, la cuisse, la jambe, etc., etc., ont été conduites à guérison parfaite, sans le débridement, et à l'aide de moyens ordinaires, tels que charpie, cérat simple, cataplasmes et fomentations de nature émolliente. Mais dans un grand nombre de cas aussi, et c'est le plus grand, on a vu survenir des engorgements considérables des membres, des étranglements, des gangrènes très étendues, des dépôts, des fusées purulentes qui s'insinuent entre les parties et les écartent, et exigent des contre-ouvertures plus ou moins multipliées sous peine de croupissements du pus et autres désordres et délabrements très graves et souvent mortels. Nous avons eu, lors des journées de juillet 1830, l'occasion de voir un assez grand nombre de résultats fâcheux de l'omission des débridements dans le cas de ces plaies simples.

Les accidents que nous avons énumérés peuvent être évités, prévenus, ou même arrêtés dans leur développement par le débridement convenablement employé. Ce moyen a d'ailleurs l'avantage de donner une plus large issue aux liquides de toute espèce qui se trouvent ou qui se forment dans le trajet suivi par la balle. Par débridements convenables destinés à prévenir les accidents qui suivent les plaies par armes à feu, nous n'entendons pas les incisions qui se bornent simplement à la peau, mais bien celles qui, faites aux ouvertures d'entrée et de sortie, s'étendent

à tout le trajet de la balle ; de manière que les doigts introduits par les deux orifices passent librement, et se rencontrent sans éprouver aucune gêne.

Si on ne peut, sans exposer les blessés à des accidents
graves, se dispenser, dans le plus grand nombre des cas,
d'avoir recours aux débridements sur les membres volumineux, enveloppés d'une forte aponévrose, comme la cuisse,
la jambe, etc., il y a des parties où les débridements sont
moins nécessaires, et même où ils sont tout-à-fait inutiles ;
telles sont celles qui sont peu fournies de chairs, et dont
le volume dépend principalement des os, comme la tête,
la poitrine, les parois abdominales, etc. Il en est de même
des membres dont une très petite épaisseur a été traversée.
J'ai vu, à *Anvers*, un assez grand nombre de militaires
blessés de cette manière, auxquels on n'a point fait de
débridement, et qui sont guéris sans accident. Le débridement doit donc être fait avec discernement, et d'après des
indications suffisantes fournies par la nature de la partie
blessée et les complications qui existent actuellement, ou
qui peuvent survenir.

Les débridements des plaies ont été faits, à *Anvers*,
d'après ces principes, et nos blessés s'en sont parfaitement
trouvé. Les pansements qui ont suivi les plaies, avec ou
sans débridement, ont été simples et doux, ainsi que nous
l'avons dit. On n'a plus recours, de nos jours, à ces substances irritantes, à ces topiques spiritueux, dont on faisait
un usage si fréquent autrefois, et cela au grand détriment
des blessés (1). Les pansements ont été faits à plat, c'est

____

(1) Il n'y a pas très long-temps que l'usage de ces irritants a cessé.
M. *Larrey* nous dit, dans ses Mémoires (tom. I, pag. 50 et suivantes), que
Desault, à l'occasion des blessés par armes à feu qui provenaient du com-
bat qui eut lieu au faubourg Saint-Antoine, lors du soulèvement des ouvriers

assez dire qu'on n'a point eu recours à cette funeste méthode, d'introduire, dans les plaies, des tentes de charpie,
séton, etc., et autres corps étrangers, qui excitent souvent
des inflammations si graves. (1)

Quand une inflammation un peu trop vive se manifes-
tait aux ouvertures et le long du trajet des plaies, on ap-
pliquait sur ces points, avec beaucoup d'avantage, un grand
nombre de sangsues. Quelques contre-ouvertures furent
nécessaires, pour donner issue à des foyers de pus qui se
formèrent. Lorsque l'inflammation était, au contraire, languissante, on fit usage de lotions avec des décoctions de
quinquina, le vin miellé; on pansa avec l'onguent styrax, etc.
Ces moyens suffirent pour maintenir l'inflammation dans
des bornes convenables. On employa dans ce but, avec le
plus grand succès, à l'Hôtel-Dieu, en 1830, les lotions
avec de l'eau simple légèrement chlorurée. M. *Dupuytren*
en retira les plus grands avantages.

La lésion des artères fut combattue par les moyens ap-

---

de *Réveillon* dans notre première révolution, s'éleva avec force contre les
spiritueux dont on pansait encore les blessures par armes à feu, et dit
qu'il fallait en revenir aux émollients proposés par A. Paré.

M. *Larrey* semble lui-même ne s'être point complétement affranchi des
idées anciennes à cet égard, car il panse souvent des plaies par armes à
feu, avec de l'onguent styrax étendu sur du linge fenêtré, de la charpie et
des compresses imbibées de vinaigre camphré froid.

Sans doute il est bon de ranimer quelquefois l'inflammation languissante
dans une plaie et de la déterger par des excitants ; mais se faire une règle
générale d'un pansement semblable, nous semble une chose nuisible.

(1) Je reçois à l'instant un ouvrage nouveau sur les *Plaies d'armes à
feu,* ouvrage fait par M. *Jobert* (*de Lamballe*), qui prétend avoir retiré des
avantages de l'emploi du séton dans beaucoup de circonstances. Dans
l'examen que nous ferons de cet ouvrage, dans le *Journal hebdomadaire*
ou dans tout autre, nous examinerons ce qu'on doit penser de ce moyen,
que les chirurgiens ont généralement abandonné.

propriés : ligature, compression, etc. Celle des veines le fut aussi de cette manière. Nous avons vu que ce dernier moyen échoua contre une hémorrhagie veineuse abondante, fournie par la veine iliaque externe, ouverte par un éclat d'obus.

Quant aux plaies compliquées de lésions aux os, nous avons déjà dit quelques mots du traitement qui a été employé.

Les fractures comminutives des os d'un volume médiocre, ont été traitées par le débridement, l'extraction des esquilles, les saignées générales répétées, suivant la violence des accidents inflammatoires, le repos absolu des membres, et l'application des appareils des fractures compliquées (1). On n'a point appliqué l'appareil permanent des fractures compliquées ; seulement on a pansé ces blessures le plus rarement possible ; d'abord tous les cinq ou six jours ; et à mesure que la suppuration devenait plus abondante, on rapprochait les pansements. On les fit ensuite tous les jours,

---

(1) M. *Seutin* a fait, à la manière de maintenir réunies les diverses pièces de l'appareil des fractures, une modification qui me semble des plus utiles. On emploie, comme on le sait, dans les appareils ordinaires, des rubans de fil dont on serre le nœud sur une des atelles ; mais il est difficile de faire ce nœud, et sur-tout de le défaire, sans imprimer au membre fracturé des secousses fâcheuses. De plus, ces liens ont l'inconvénient de se relâcher dans l'intervalle des pansements. Une boucle attachée à une des extrémités du lien, et dans laquelle on engage l'autre extrémité, remédie à tous ces inconvénients : on peut serrer et desserrer sans secousse, et jamais l'appareil ne se relâche ; l'ardillon de la boucle ne le permet pas. J'ai vu M. *Seutin* faire usage, avec beaucoup d'avantages, de cette petite modification sur les membres fracturés comminutivement, et dont on voulait tenter la conservation. On conçoit facilement qu'on peut en faire un usage tout aussi utile dans les fractures simples.

et on finit par les éloigner de nouveau , et les rendre rares
lorsque la suppuration diminuait (1).

Quant aux fractures comminutives des os principaux du
membre , comme le tibia , le fémur, l'humérus , les chirurgiens militaires n'ont pas hésité à faire l'amputation des
membres. C'est une pratique dont l'expérience leur apprend
tous les jours la sagesse ; car la temporisation entraîne le
plus souvent la mort des blessés. Le petit nombre de militaires qui ont refusé de se soumettre à cette opération ,
ont presque tous succombé avec les symptômes dont nous
avons parlé. Les autres étaient, à mon départ d'*Anvers* ,
dans l'état le plus déplorable (2).

---

(1) Les succès de l'appareil permanent (celui de M. *Larrey père*, celui
de *Dieffenbach* , etc. , etc.) sont sans doute incontestables ; mais on ne
doit point s'abuser sur la valeur de cette méthode : on a des revers assez
fréquents avec elle , et c'est malheureusement de ces revers dont on ne
parle pas. Une série de faits nombreux et d'essais nouveaux et compara-
tifs dans lesquels on rapporterait exactement tous les succès et les revers
obtenus, fixerait sur l'importance qu'on doit attacher à cette méthode.
Nous possédons déjà, il est vrai, plusieurs travaux, thèses et mémoires
sur ce sujet : tels sont , en particulier, la thèse de M. *Larrey fils*, dont la
bonne foi et la loyauté ne peuvent être révoquées en doute , l'exposé des
idées de *Dieffenbach* , publié par MM. *Rauch*, *Muttray*, en Allemagne ,
par l'infortuné *Legallois* et M. *Malgaine* , en France , etc., etc. Mais ces
travaux, quoique très importants , ne suffisent pas pour nous fixer sur ce
point important de la thérapeutique chirurgicale et , dans l'état actuel des
choses, il est impossible de décider encore si, dans le traitement des fractures simples ou compliquées, et sur-tout de celles qui sont produites par
des plaies par armes à feu , on doit adopter ou rejeter exclusivement la
méthode des pansements réitérés , ou celle de l'appareil inamovible.

(2) Les chirurgiens militaires ont été accusés de couper trop de membres ; c'est une fausse accusation. Je serais plutôt tenté de leur renvoyer
le reproche contraire , ainsi que l'a fait M. *Gaultier de Claubry*. Les chirurgiens civils sont bien revenus des préventions qu'ils avaient conçues à
leur égard. Depuis que les désastres de la guerre sont venus jusque dans
le sein des grandes villes et des capitales, l'expérience leur a appris à

L'enlèvement considérable d'une masse de chair des membres, le broiement de ces membres, leur enlèvement complet, l'ouverture et le fracas des articulations, ont

---

modifier, je dirais même à changer complétement leurs idées sur la conservation des membres fracturés comminutivement par des coups de feu. Laissons parler un instant M. *Gaultier de Claubry* (*Journal universel et hebdomadaire*, tom. 5). « Lorsque j'arrivai sur le théâtre de la chirurgie » militaire, je me permis de blâmer hautement la conduite de mes chefs, » que j'appelais aussi *routinière*, *barbare* ; je parvins même, à force d'in- » stances, à force d'assurance des ressources de la nature et de l'utile se- » cours de l'art, à porter quelques chirurgiens militaires à douter de la » justesse de leurs déterminations; à hésiter, dans certains cas, à s'armer » de l'instrument tranchant. Eh bien ! les plus expérimentés m'assuraient » que je ne tarderais pas à revenir de mon erreur : les autres ne tardèrent » point à gémir avec moi, eux, de leur blâmable condescendance, et moi, » de la présomptueuse légèreté avec laquelle j'avais jugé une conduite » sanctionnée par une longue expérience, sans avoir réuni tous les élé- » ments de la question. J'ai encore présents à l'esprit les nombreux blessés » de la campagne de 1805, en Italie, chez lesquels je passais des journées » entières à panser des fractures comminutives des os longs, et qui suc- » combèrent tous, les uns dans les premiers jours, par l'effet des accidents » primitifs, douleurs, convulsions, fièvre, résorption purulente ; les autres » après un temps quelquefois fort long, lorsque leurs blessures avaient » éprouvé un notable amendement, par l'effet du typhus nosocomial, de » la dysenterie épidémique, etc. »

Ce que M. *Gaultier de Claubry* a éprouvé, lorsqu'il arriva sur le champ de bataille, le désir qu'il avait manifesté de voir conserver les membres ainsi fracassés, soit par des balles, soit par la mitraille, je l'ai, comme lui, éprouvé à *Anvers*, malgré les faits nombreux dont j'avais été témoin à Paris, et qui auraient déjà dû me donner une autre conviction à cet égard. En voyant ces blessés atteints de fracture du fémur, par une balle qui leur avait fracturé comminutivement cet os, je déplorais leur sort, et me demandais si on ne pourrait pas tenter de leur conserver leur membre. En m'entendant parler ainsi, M. *Zinck* me saisit vivement le bras, et me dit : « Croyez-en, mon cher ami, ma vieille expérience de la chirurgie de bataille ; on devrait toujours, mais toujours, ériger en principe absolu d'amputer la cuisse toutes les fois que le fémur a été fracturé comminutivement par un coup de feu ; nous perdrions beaucoup moins de blessés. Sur cinquante individus

également nécessité l'amputation , ainsi que nous l'avons dit,

Ces blessés nous ont mis à même de vérifier l'exactitude de la solution donnée par tous les chirurgiens expérimentés, sur la question importante et malheureusement si long-temps indécise , de l'époque à laquelle doit être faite l'amputation d'un membre , quand il est impossible de le

---

traités de cette manière, nous amputerions peut-être inutilement deux cuisses, mais nous sauverions la vie à quarante hommes au moins, tandis qu'en tentant la conservation de tous ces membres, nous pourrions en perdre quarante-six ou quarante-huit. Si nous ouvrons les ouvrages, thèses, mémoires , etc., etc., sur ce sujet , nous trouverons tous les auteurs à peu près d'accord.

Ravaton dit que si on n'ampute pas , cette fracture du fémur est à peu près constamment mortelle. *Schmucker* soutient qu'on ne sauve qu'un malade sur sept parmi ceux qui en sont atteints. *Lombard* tient le même langage. M. *Ribes père* n'en a vu, pour sa part , guérir aucun complétement (*Mém. sur la fracture du tiers moyen du fémur compliquée de plaie et produite par armes à feu*, 1831), lorsque c'était la partie moyenne de l'os qui avait été fracturée. M. *Gaultier de Claubry* est dans la même opinion sur ce point que M. *Ribes* · il dit même qu'à l'armée d'*Espagne*, presque tous les militaires, dont la cuisse avait été fracturée , sont morts quand on ne les a pas amputés sur-le-champ Les combats de juillet en 1830 et juin 1832, ont mis les chirurgiens des hôpitaux de Paris , à même de reconnaître la justesse de ce fâcheux pronostic. Quelques cas exceptionnels cités par les auteurs , ne font d'ailleurs que confirmer la règle. Pour les autres membres principaux , il en est de même ou à peu près , quoiqu'on ait beaucoup plus de chances pour conserver, sur-tout s'il s'agit des membres supérieurs et sur-tout si les individus sont jeunes; néanmoins le danger est toujours très grand. Je l'ai répété souvent, disait M. *Dupuytren* dans une de ses leçons cliniques , à la suite des journées de juin 1832 , et je le répète pour la dernière fois , d'après les faits dont j'ai été témoin , principalement en 1814, 1815 et 1830, mon opinion est sur ce point inébranlable. Dans les fractures compliquées , sur-tout dans celles par armes à feu , en rejetant l'amputation, *on perd plus d'individus qu'on ne sauve de membres*. Nous n'ajouterons rien à cette solennelle déclaration.

conserver. Presque tous les blessés ont été amputés immédiatement après leurs blessures, ou dans les premières vingt-quatre heures ; aussi, vingt ou vingt-cinq jours après, étaient-ils guéris, ou au moins très avancés dans leur guérison, sans que la cicatrisation des plaies ait été interrompue par des accidents graves. Les amputations consécutives, au contraire, ont été généralement suivies d'orages très violents, et qu'il a été impossible de conjurer chez le plus grand nombre. Tels ont été les hémorrhagies, les érysipèles, des gangrènes, des suppurations abondantes et prolongées, des phlegmasies, et des dépôts purulents dans les viscères.

Cette question de l'amputation immédiate et de l'amputation consécutive, n'en est plus une, depuis long-temps, pour les chirurgiens militaires. Les chefs du service de santé de nos armées, et parmi eux sur-tout l'infatigable M. *Larrey*, ont fait triompher le principe, si éminemment utile, de l'amputation immédiate ou primitive. De temps en temps, cependant, on trouve encore quelques faits exceptionnels, qui semblent ne venir là que pour confirmer la règle générale que l'on s'est imposée à cet égard.

Au 1er janvier, on avait fait cinquante amputations sur les blessés français à *Anvers* (1) : sur ce nombre, cinq l'ont été à l'hôpital et consécutivement, c'est-à-dire deux, trois, quatre jours et plus, après la blessure ; tous les autres l'ont été immédiatement. Sur ces cinquante amputés, sept seulement étaient morts le 1er janvier ; trois parmi ceux qui

---

(1) Je ne parle ici que des amputations qui ont été faites à *Berchem*, ou à l'hôpital militaire d'*Anvers*. Quelques autres ont été faites à l'ambulance de la quatrième division, à laquelle étaient attachés M. *Letulle*, chirurgien-major, M. *Moncourrier*, aide-major, etc. etc. On fit même à cette division, une amputation dans l'articulation coxo-fémorale ; le blessé survécut treize ou quinze jours à cette opération. Je tiens ces renseignements de l'obligeance de M. *Moncourrier*.

l'avaient été primitivement. Et encore doit-on remarquer que le nommé *Hamer*, amputé de la cuisse droite, blessé le 7 décembre, est mort le 7 ; que *Paul-Jean*, amputé de l'avant-bras droit, blessé le 9, amputé le 9, avait en même temps une plaie penétrante de l'abdomen, et qu'il est réellement mort des suites de cette blessure, et non pas de celles de son amputation, le jour même de son entrée à l'hôpital ; enfin *Berthaud*, amputé le 6 décembre, est mort le 7. Les quatre autres morts ont été donnés par les amputés consécutifs ; il ne restait plus de vivant, parmi ces amputés consécutifs, qu'un seul individu, *Despierre*, dout nous avons déjà rapporté l'histoire. Blessé au genou par une balle, le 10 décembre, et amputé le 24, il était dans un état douteux. En résumé, sur quarante-cinq amputés primitifs, trois seulement étaient morts, on peut même dire seulement deux, puisque *Paul-Jean* a succombé à une plaie de l'abdomen ; et sur cinq amputés consécutifs, quatre étaient morts, et le cinquième présentant seul quelques chances de guérison. Il est encore à noter que parmi les amputés primitifs, il y avait treize amputations de la cuisse, et quatre extirpations du bras. On sera donc étonné du petit nombre d'individus qui sont morts, après avoir été si gravement mutilés. Le 26 janvier 1832, j'ai reçu une lettre de l'honorable M. *Zinck*, qui m'annonçait que trente de nos amputés étaient complétement guéris le 13, et qu'ils n'attendaient, pour retourner en France, que les membres artificiels, dont le gouvernement belge voulait bienles gratifier.

Dans le Manuel des amputations, nous avons remarqué quelques faits dignes d'intérêt. Ainsi M. *Forget*, qui en a pratiqué le plus grand nombre, a, pour les amputations des membres, soit dans la continuité, soit dans la contiguité, toujours employé, quand il a pu, la méthode circulaire. C'est à cette méthode à laquelle il donne exclusivement la préférence, toutes les fois que l'état des parties permet de choisir. C'est ainsi que je lui ai vu mettre en usage au poignet cette méthode, recommandée d'ailleurs depuis long-temps par J.-L. *Petit*, *Lassus*, *Sabatier*, etc. La manchette cutanée recouvrait parfaitement bien la plaie, et le malade était complétement guéri au bout de quinze jours : c'était le nommé ***, qui avait eu la main emportée par un éclat de bombe.

J'ai vu pratiquer à ce chirurgien l'amputation de l'avant-bras, tout près du coude, toujours par la méthode circulaire, laisser seulement l'olécrâne, scier cette apophyse à sa base, et enlever la petite tête du radius. Cette manière d'opérer lui donnait, disait-il, un moignon plus petit, et une cicatrisation beaucoup plus prompte. Dans un autre cas, je lui ai vu faire la section de l'humérus dans l'épaisseur des condyles, et conserver encore l'olécrâne. Quant à la désarticulation de l'avant-bras, un pouce de téguments conservés au-dessous du coude suffit pour faire une manchette qui recouvre très bien la plaie. Celle-ci est infiniment moins large que dans l'amputation à lambeaux, et expose à suppurer moins abondamment, et par conséquent à beaucoup moins d'accidents. Il en est de même de l'extirpation du bras ; M. *Forget* l'a pratiquée sur plusieurs militaires avec le plus grand succès. Cette méthode, mise en usage du temps de *Garengeot*, et dont M. *Græffe* s'est donné, à tort, pour l'inventeur, est sûre et prompte, fournit une plaie très régulière, facile à réunir immédiatement, et qui suppure peu. J'ai vu à *Anvers* des militaires auxquels M. *Forget* avait enlevé le bras par cette méthode, et qui étaient guéris, ou presque guéris, au bout de quinze jours. J'ai vu, entre autres, un malheureux soldat hollandais, nommé *Morem*, fait prisonnier à l'assaut de la *lunette Saint-Laurent*, qui avait eu le bras droit fracassé très haut, par un éclat de bombe; la main gauche enlevée par un boulet, et l'abdomen traversé par trois coups de baïonnette. M. *Forget* lui extirpa le bras droit par la méthode circulaire, et lui conserva trois pouces de peau. Il lui fit l'amputation du poignet par la même méthode. Vingt jours après, les plaies qui avaient été réunies par première intention, étaient presque cicatrisées. Les plaies de l'abdomen étaient guéries; aucun viscère n'avait été intéressé. Ce malheureux était cependant atteint d'une phthisie très avancée, et qui probablement le fera succomber bientôt. Cette méthode circulaire m'a paru avoir de grands avantages sur les autres, et je crois qu'en lui donnant la préférence dans sa *Médecine opératoire*, M. *Velpeau* lui a rendu la justice qu'elle mérite.

Pour le manuel de l'amputation des membres inférieurs, j'ai eu aussi l'occasion de faire quelques remarques intéressantes. Pour l'amputation de la jambe, les chirurgiens militaires ont tous l'habitude de faire la section oblique de la saillie que fait le tibia, et qui devient si souvent la cause d'inflammation, de gangrène et de perforation de la peau, laquelle est pressée contre le tibia par le poids des chairs du mollet, qui tendent à l'entraîner en arrière. On ignore à qui appartient l'idée d'un semblable perfectionnement. Ce qui est certain, c'est que les chirurgiens militaires en font usage depuis un temps très long, et qu'il a été indiqué par un chirurgien d'armée, au commencement de ce siècle.

Sur plusieurs blessés, l'amputation de la jambe a été pratiquée très haut et dans l'épaisseur des condyles du tibia, afin d'éviter l'amputation de la cuisse. Dans ce cas, on a suivi le conseil donné par M. *Larrey*, d'extirper la tête du péroné.

Sur quelques individus auxquels on fit l'amputation de

la jambe, assez haut, mais non pas dans l'épaisseur même des condyles, M. *Forget* fit la désarticulation de la tête du péroné, dans le but d'obtenir, me disait-il, une surface de plaie moins étendue, et une cicatrisation plus prompte.

Le siége d'*Anvers* ne nous a pas fourni de cas qui nécessitassent l'extirpation de la jambe. Je suis presque persuadé que, dans cette circonstance, M. *Forget* n'aurait point liésité à adopter la méthode circulaire, méthode, du reste, conseillée par M. *Velpeau*, qui, dans ces derniers temps, a ramené l'attention des praticiens sur cette opération oubliée depuis long-temps, et qui paraît cependant promettre d'heureux résultats, si on en croit ce savant chirurgien.

Je n'ai pas eu l'occasion de faire voir l'extirpation du membre abdominal, mais j'ai vu plusieurs amputations de la cuisse, faites assez haut pour équivaloir à un enlèvement complet de cette partie du corps. Chez quelques blessés, les plaies réunies par première intention étaient presque guéries au bout de dix-huit, vingt et vingt-deux jours. Parmi eux, j'ai remarqué le nommé *Duga*, qui avait été amputé le 7 décembre, et chez lequel on n'avait conservé que trois pouces du membre. La guérison était complète le 5o décembre, vingt-trois jours après son opération.

Lorsque l'on ampute le membre aussi haut, l'opération équivaut à une extirpation complète du membre. D'ailleurs il est facile, après avoir incisé circulairement de cette manière et dans ce point, la peau et les chairs, d'enlever la tête du fémur, comme on le ferait pour la tête de l'humérus, dans l'amputation du bras pratiquée très haut, si, en faisant cette opération dans la contiguïté, on s'apercevait que l'os est éclaté jusque dans l'articulation. M. *Forget* m'a assuré que ce serait toujours la méthode circulaire qu'il emploierait pour l'extirpation complète du membre abdomi-

nal, parce qu'elle donne une plaie infiniment moins étendue
que la méthode en lambeaux, qu'on peut réunir facilement par première intention, et éviter les suppurations
épouvantables qui entraînent presque constamment la perte
des malades. Cette méthode pour l'extirpation de la cuisse,
a d'ailleurs été conseillée par *Abernethy*, par MM. *Colles*,
Krimer, le docteur *Weitch*, et par M. *Græfè*, qui applique
d'ailleurs cette méthode à presque toutes les désarticulations:
elle est regardée, par M. *Velpeau*, comme la plus désavan-
tageuse. Ce dernier anteur, dans ses *Éléments de médecine
opératoire*, avait fort bien expliqué pourquoi il préférait cette
méthode dans l'extirpation du bras; mais il ne dit pas un seul
mot des motifs qui la lui font rejeter pour l'extirpation de la
cuisse. Quant à moi, j'envisage cette méthode tout autrement que mon honorable et savant ami, et je donnerais,
sans hésiter, la préférence à l'amputation circulaire pour
l'extirpation de la cuisse, car elle me semble réunir tous les
avantages des méthodes à lambeaux et ovalaire, et n'avoir
aucun, ou presque aucun de leurs inconvénients. Nos lecteurs concevront facilement que ce n'est point le lieu de
nous livrer à une discussion approfondie sur ce sujet, discussion fort importante sans doute, mais qui serait déplacée
ici.

Les plaies des amputations ont été généralement réunies
par première intention. Quelques-unes ont été laissées ouvertes, et pansées suivant l'ancienne méthode, c'est-à-dire
avec l'interposition de charpie entre leurs lèvres. Ces dernières ont été ainsi pansées de cette manière, moins par
principe, que dans le but de faire une comparaison entre les
réunions primitives et les réunions secondaires. Cette comparaison a été tout-à-fait à l'avantage des réunions primitives. Douleurs plus fortes, inflammation plus considérable, suppuration abondante, et en définitive, cicatrisation

beaucoup plus tardive ; tel a été le résultat de cette méthode. Cela ne s'est point retrouvé dans l'autre. Chez la
plupart des blessés, la guérison était plus prompte, et ils
ont été exempts de la plupart des accidents qui ont eu
lieu chez les premiers. Nous avons déjà dit que plusieurs
amputés de la cuisse, que plusieurs des individus auxquels
le bras avait été extirpé, étaient guéris au vingtième, au
vingt-cinquième jour. Aucun de ceux chez lesquels on avait
pratiqué la réunion médiate, ne l'était à cette époque. Ce
n'est pas que nous voulions dire qu'il n'y a eu aucune espèce d'accidents chez les amputés auxquels on a fait une
réunion primitive, qu'il n'y a eu aucune inflammation,
aucun abcès, etc., etc.; nous avons vu de ces accidents, de
ces complications : mais ce qui est certain, c'est qu'il y en
a eu beaucoup moins que chez les autres.

Voulant tenir une espèce de *juste milieu* entre les par-
tisans de la réunion médiate et ceux de la réunion primitive des plaies d'amputations (et nous ne parlons ici que
des amputations faites sur des hommes bien portants, et
qui viennent d'être blessés, chez les militaires, par exemple ; car, chez les individus atteints d'affections chroniques
qui nécessitent l'amputation, la question peut être envisa-
gée autrement), quelques chirurgiens, et parmi eux nous
trouvons M. *Velpeau*, dont M. *Zinck* me dit partager entièrement l'opinion, veulent qu'on ait recours à une *réunion semi-primitive* ou réunion immédiate secondaire ;
c'est-à-dire qu'après avoir pansé à nu la plaie du moignon,
pendant huit, dix ou quinze jours, jusqu'à ce qu'elle soit
mondifiée, et recouverte de bourgeons celluleux vermeils, on rapproche les lèvres pour les agglutiner. *Paroisse*
a fortement préconisé cette méthode, que M. *Roux* a em-
ployée avec succès, et dont M. *Velpeau* dit s'être très bien
trouvé.

Pour éviter des amputations de membres, soit dans la continuité, soit dans la contiguité, on a recours, dans quelques circonstances, à la résection des extrémités articulaires ou des fragments des os qui ont été fracassés par des coups de feu. Nous avons eu très peu d'occasions de voir pratiquer ce genre d'opérations à *Anvers*; il y en a eu cependant, et quelques-unes même présentent beaucoup d'intérêt. Tel était le cas de *Lisieux*, auquel on fit la résection du tiers supérieur du fémur.

Lisieux, soldat au 25ᵉ régiment de ligne, étant de service à la tranchée, reçut un coup de fusil de rempart à la partie externe et supérieure de la cuisse, au-dessus du grand trochanter. La balle traversa la cuisse gauche et fut sortir au périnée. *Lisieux* tomba, fut transporté de l'ambulance à l'hôpital militaire dans un état de commotion assez forte. La plaie, assez largement débridée en dehors, fit reconnaître une fracture en éclats du col du fémur et du grand trochanter; celui-ci était détaché entièrement du corps de l'os; le désordre dans les parties molles était très médiocre, mais l'état général du malade peu satisfaisant; il était pâle, décoloré, sans forces. Plusieurs des chirurgiens français pensaient qu'il n'y avait d'autres ressources à tenter que l'extirpation de la cuisse; car on ne pouvait songer à conserver un membre dans l'état où était l'os. Mais M. *Seutin* voulut tenter une opération qu'il regardait comme infiniment moins chanceuse que l'enlèvement complet du membre abdominal, et préféra réséquer la partie supérieure du fémur. Il y avait trente-six heures que la blessure avait eu lieu : il était donc urgent d'agir; M. Seutin fit une incision depuis la crête iliaque jusqu'à trois pouces au-dessous du grand trochanter, porta le membre dans l'adduction et pénétra au fond de la plaie, dont il enleva tous les fragments détachés. Il y en avait quinze de forme et de volume différents; il fit saillir le fragment inférieur du fémur à travers la plaie, et le reséqua immédiatement au-dessous du dernier éclat de l'os. La tête du fémur était brisée justement au niveau du bord de la cavité cotyloïde : il ne passait aucune saillie de cette tête en dehors de la cavité; de telle sorte qu'il n'y avait aucune prise sur elle; aussi son extraction fut-elle longue et difficile : elle constituait le seizième fragment. Aucune hémorrhagie n'eut lieu pendant cette laborieuse opération. Six pouces de l'extrémité supérieure du fémur, en y comprenant la tête et le col, avaient été enlevés. Les bords de la plaie furent rapprochés : un appareil simplement contentif fut appliqué. Le membre demi-fléchi fut placé sur un double plan incliné formé par des oreillers, plan incliné dont le sommet était au creux du jarret.

Pendant les premiers jours, le blessé donna quelques espérances de succès; son état de commotion disparut, les forces se ranimèrent un peu, une meilleure coloration de la peau se fit remarquer; mais cette amélioration dura peu. Bientôt le membre tout entier se tuméfia depuis les orteils jusqu'à l'aîne; il devint froid, insensible, emphysémateux; la gangrène devint évidente. *Lisieux* succomba le neuvième jour de son opération, et non pas le troisième, ainsi qu'il a été dit dans plusieurs journaux.

L'opération que nous venons de rapporter a été blâmée, ou du moins n'a pas reçu l'approbation des chirurgiens français de l'armée. A Paris même, où j'en avais lu une description fort incomplète dans les journaux, on ne savait pas à quoi elle tendait. Reséquer le tiers supérieur du fémur, parut une chose au moins très singulière, et je partageais encore l'étonnement, pour ne pas dire plus, de mes confrères, lorsque j'arrivai à *Anvers*, et m'en entretins avec M. *Seutin*. Les raisons qu'il me donna, sans me convaincre cependant sur l'opportunité de son opération, et sans me faire revenir sur l'idée que j'avais qu'une extirpation totale du membre était indispensable dans ce cas, me convainquirent qu'il n'avait point agi avec la légèreté et l'irréflexion qu'on était tenté de lui reprocher; et que si le résultat qu'il voulait obtenir de cette opération était rare et difficile, il était au moins possible ; enfin, je me convainquis que ses intentions, à l'égard du sort de son blessé, étaient pures et dignes d'éloges..

M. *Seutin* est persuadé que l'extirpation de la cuisse est une opération presque toujours mortelle. Nous croyons, à cet égard, qu'il a tort ; les succès déjà nombreux qu'on a obtenus prouvent jusqu'à l'évidence qu'elle peut, qu'elle doit même rendre d'immenses services ; et on doit espérer que les modifications inévitables qu'elle peut subir dans son manuel, la rendront d'un usage plus fréquent et plus utile par la suite. Pour se convaincre des succès de cette opération, M. *Seutin* n'a qu'à parcourir les auteurs, et il trouvera un grand nombre de faits qui ébranleront sa conviction à cet égard.

Mais continuons nos réflexions sur les intentions de M. *Seutin*. Pénétré de l'idée que cette extirpation de la cuisse était une opération mortelle, et convaincu que *Lisieux*, abandonné aux seules ressources de la nature et d'une chirurgie presque expectante, devait infailliblement périr, ce médecin espéra lui conserver la vie en lui faisant l'extraction des nombreuses esquilles qui résultaient de la fracture du col du fémur. En réséquant l'extrémité supérieure du fragment inférieur, il espérait qu'une articulation accidentelle pourrait se former, et que le blessé pourrait marcher avec un appareil qui donnerait un appui suffisant au membre. *White* osa, comme on sait, proposer le premier, vers le milieu du dernier siècle, de désarticuler le fémur et d'en exciser l'extrémité supérieure. Jusques à présent, on n'a cité qu'un seul exemple de cette résection pratiquée sur l'homme vivant ; et encore l'observation qui a été relatée dans les journaux américains est-elle peu digne de foi. Celle qui a été pratiquée à *Anvers* est bien réelle ; mais elle n'a pas eu un résultat propre à encourager. M. *Seutin* avait vu, il y a plusieurs années, un individu qui avait eu une fracture compliquée de l'extrémité supérieure du fémur, qui avait été mal traitée, ou qui avait été beaucoup négligée, et à la suite de laquelle il s'était fait une articulation contre nature. Cet individu marchait assez bien avec un appareil qui soutenait le membre dans le point où existait la fausse articulation. C'est le souvenir de ce fait et le désir d'obtenir un semblable résultat sur *Lisieux*, qui le détermina à tenter cette opération que nous avons décrite. On connaît en effet un assez grand nombre de faits remarquables de fausses articulations du fémur, qui permettaient aux malades de marcher. Ainsi on trouve, dans la thèse de M. *Carron*, l'exemple d'un homme qui portait une de ces fractures à la cuisse et qui marchait très bien sans béquilles. M. *Yvan* a cité un cas pareil. *Troschel* fait mention de trois individus atteints de cette infirmité et qui marchaient parfaitement bien à l'aide d'une double gouttière en fer-blanc. M. *Velpeau* a vu une femme qui portait une de ces fractures à la cuisse droite, et qui cependant marchait sans béquilles, à l'aide d'une machine pourtant fort grossière (1). Mais il reste à savoir maintenant si l'opération, comme l'a pratiquée notre honorable confrère, M. *Seutin*, présentait assez de chances pour obtenir d'abord, la conservation de la vie du malade, et ensuite, cette fausse articulation. Quant à cette dernière, nous croyons qu'elle était très difficile,

---

(1) *Nouveaux Éléments de médecine opératoire.*

car six pouces du fémur avaient été retranchés. Mais quant à l'innocuité de la résection du tiers supérieur du fémur, de l'extraction de la tête du fémur, nous n'y croyons guère.

Nous aurions donc préféré, pour *Lisieux*, l'extirpation totale du membre abdominal.

Cette mutilation, vraiment effrayante, car on retranche ainsi presque un quart de l'individu, pourrait, ainsi que nous l'avons déjà dit, être bien plus souvent tentée qu'on ne le fait; et une foule d'individus blessés très haut à la cuisse par des coups de feu et autres corps étrangers, et qu'on laisse périr, ou auxquels on ne fait que ce qu'on nomme à l'armée *un pansement de consolation*, pourraient guérir par l'extirpation de la cuisse.

Quelques autres résections intéressantes ont été faites encore à *Anvers*; telles sont celles de côtes, par exemple. M. *Forget* a pratiqué cette opération sur deux soldats, un Français et un Hollandais qui avait été fait prisonnier *dans la Lunette Saint-Laurent*. Ces deux militaires avaient été tous les deux frappés par un éclat d'obus. Le premier l'avait été à la partie moyenne antérieure et un peu externe de la poitrine du côté droit. Il y avait une plaie contuse et déchirée, de la largeur de la moitié de la main, fracture avec esquilles nombreuses de la partie moyenne des cinquième, sixième et septième côtes. Le poumon était lésé, sortait et rentrait alternativement par la plaie. M. *Forget* fit la résection des fragments angulaires de ces côtes, enleva les esquilles et rapprocha les bords de la plaie qu'il raffraîchit, et appliqua même quelques points de suture. Il n'y eut point d'hémorrhagie par les artères intercostales et on n'appliqua aucun appareil dans le but de la prévenir. Le blessé fut soumis à un régime sévère, saigné largement, et il donnait les plus belles espérances de guérison, lorsqu'il commit une grave imprudence : il se gorgea d'aliments, se donna une violente indigestion, et périt en vingt-quatre heures d'une péritonite suraiguë.

Le jeune soldat hollandais, nommé *Heiman*, était blessé à peu près comme le soldat français, mais moins gravement peut-être. Deux côtes seulement avaient été brisées par l'éclat d'obus, la poitrine était ouverte et le poumon faisait issue à travers la plaie. La résection des fragments de ces deux côtes fut faite comme au Français, il n'y eut point non plus d'hémorrhagie, la plaie pansée de la même manière, et le malade soumis à un traitement antiphlogistique, très énergique, un régime très sévère et qui fut fidèlement observé. Lorsque je quittai *Anvers*, ce blessé était dans l'état le plus satisfaisant.

On fit encore quelques autres résections peu importantes, et dont nous ne parlerons pas ici. Je mentionnerai toutefois le cas de *Menigot*, âgé de vingt-deux ans, soldat au 18e régiment d'infanterie de ligne, et qui reçut, le 9 décembre 1852, un boulet mort sur le pied. Ce projectile lui désorganisa toute la partie antérieure de ce membre : on lui fit l'amputation partielle du pied à la méthode de *Chopart*. Comme une petite portion de la partie antérieure du calcanéum participait au désordre du reste du membre, qu'elle était fracassée et réduite en un assez grand nombre de petits fragments, M. *Forget* en fit la résection et réunit immédiatement la plaie ; la cicatrisation en était presque achevée le 1er janvier ; aucun accident n'était survenu.

Le traitement général, dont on fit usage dans les blessures par armes à feu, consista principalement à Anvers, en larges saignées abondantes et répétées, notamment quand les parois des cavités splanchniques étaient intéressées, et à bien plus forte raison quand elles étaient traversées et que les viscères qu'elles contiennent étaient blessés.

Les chirurgiens français, dit *John Bell* (1), ont coutume de répandre le sang avec une profusion qu'on excuserait difficilement et dont on n'a pas même l'idée en Angleterre. Dans les blessures de la tête, de l'abdomen , de la poitrine, ils pratiquent deux, trois et quelquefois quatre saignées toutes les vingt-quatre heures, pendant les quinze ou vingt premiers jours; par cette méthode, ils guérissent beaucoup de blessés qu'ils auraient perdus en suivant une conduite différente; et ils obtiennent, dans ces blessures, des succès éclatants. Il est néanmoins, ajoute *John Bell*, des bornes qu'il serait dangereux d'outre-passer. Les chirurgiens anglais sont plus timides, et cette timidité même dégénère en un abus. Ils saignent trop peu.

En effet, ces moyens, qui sont si efficaces quand ils sont sagement employés, doivent être bien ménagés. Si on en abuse, on jette les malades dans un état de faiblesse extrême, et qui peut nuire beaucoup à la marche des plaies vers la cicatrisation. Il faut pratiquer de larges, d'abondantes , de nombreuses saignées, appliquer beaucoup de sangsues dans la période inflammatoire; mais aussitôt qu'elle est passée, il faut s'en abstenir, parce que, dans ce cas, on ferait plus de mal que de bien.

On fit usage de boissons délayantes, rafraîchissantes, des lavements, de la diète, pour seconder l'effet des saignées; des antispasmodiques pour calmer les accidents nerveux. On fit sur-tout bien attention à l'état des premières voies ; et, suivant les cas, on eut recours à des saignées locales, pratiquées, soit sur l'abdomen , soit à l'anus , à des laxatifs et à des purgatifs, pour débarrasser l'estomac et les intestins des matières qu'ils contenaient, ou vaincre une constipa-

____

(1) *Traité des Plaies.*

tion opiniâtre. Cette dernière pratique fut suivie de succès. La diète fut difficilement observée par nos blessés : ils cherchaient toujours à se procurer des aliments et s'en gorgeaient souvent de manière à se donner de graves indigestions. Plusieurs même succombèrent à leurs excès.

Les émotions vives eurent aussi une influence très fâcheuse sur la terminaison de quelques blessures. Telles furent sur-tout les entrevues des blessés avec leurs parents ou leurs amis. J'ai observé sur-tout ces effets des émotions, lors de la visite du roi des Belges à l'hôpital militaire d'*Anvers*. Ce souverain y distribua des croix de l'ordre nouveau qu'il venait de fonder, à un assez grand nombre de nos blessés, et principalement à nos blessés les plus graves. La joie d'avoir cette récompense donna lieu chez les uns à des accidents graves, comme spasmes, délires, hémorrhagies consécutives, inflammations; chez les autres, le chagrin de ne point l'avoir donna lieu aussi aux mêmes accidents. Le lendemain de cette distribution de croix, il y avait plusieurs morts.

En 1830, à l'Hôtel Dieu, nous avions remarqué combien il arrivait d'accidents chez nos blessés à l'occasion des émotions vives qu'excitaient en eux les visites d'apparat faites par les autorités, les visites particulières faites par les parents ou des amis. L'état d'exaltation où se trouvaient souvent les blessés à la suite de ces visites, donnait lieu, chez un grand nombre d'entre eux, à des inflammations, à du délire, à des hémorrhagies, et même à la mort de quelques-uns.

Des complications des plaies.

Les complications des plaies par armes à feu, que nous eûmes occasion d'observer à *Anvers*, furent principalement la commotion, la stupeur, l'hémorrhagie, l'étranglement, le tétanos, la gangrène et les corps étrangers. Je ne vis aucun cas de pourriture d'hôpital.

La commotion et la stupeur constituent une lésion qui accompagne très souvent les blessures par armes à feu, et qui exercent une très grande influence sur leur terminaison. A en croire les auteurs qui ont écrit sur les blessures par armes à feu, on serait tenté de penser que toutes les blessures graves ou légères, sont constamment accompagnées de commotion ou de stupeur. Mais il s'en faut de beaucoup. J'ai vu un assez grand nombre de blessures fort graves, et même des enlévements complets de membres volumineux, qui n'en présentaient pas la plus légère trace. M. *Sanson* aîné m'a dit avoir souvent vu, à l'armée, des militaires avoir la jambe emportée par un boulet doué de toute sa vitesse, ne pas le sentir, trébucher, tomber, croire qu'ils avaient mis le pied dans un trou, et ne s'apercevoir de leur mutilation, que lorsqu'ils regardaient la partie de leur corps qui avait été frappée par le projectile.

Nous trouvons, dans *Samuel Cooper* (1), le cas d'un jeune marin, qui eut tout le bras emporté par un boulet parti d'un des forts de la Guadeloupe, en mars 1808. Son corps n'avait éprouvé aucune commotion, et ses sens n'avaient été nullement troublés. L'omoplate avait été lui-même tellement fracassé, que M. *Cummings*, chirurgien anglais à *Antigoa*, se vit forcé de l'enlever entièrement. Au bout de deux mois, le malade était complétement guéri. Chez d'autres individus, des blessures légères, comme celles qui sont produites, par exemple, par une balle qui ne fera que traverser les chairs, seront accompagnées, soit de commotion, soit de stupeur générale ou locale. Il est difficile d'expliquer comment arrivent ces phénomènes. Mais ce qui est certain, c'est qu'ils existent.

---

(1) *Dictionnaire de chirurgie pratique*, t. II, p. 318.

Nous avons déjà parlé des hémorrhagies, soit primitives, soit consécutives, que nous avions eu l'occasion d'observer. Nous ne reviendrons pas sur ce sujet.

Quant à l'étranglement. nous en avons vu un assez grand nombre. Les saignées générales et locales, les cataplasmes émollients, les fomentations émollientes ont souvent arrêté son développement, ou modéré son intensité. Mais de tous les moyens propres à le faire cesser, celui qui est le plus efficace, le débridement, a été mis en usage avec le plus grand-succès. Dans les étranglements les plus forts, comme dans les plus faibles, deux ordres de parties souffrent, nous disait M. Dupuytren dans une leçon clinique sur ce sujet : 1° les parties enflammées par compression ; 2° les parties placées dans le voisinage par distension : les parties comprimées, parce qu'elles ne peuvent acquérir un développement proportionné à l'inflammation ; les parties distendues, parce qu'elles ne peuvent pas se prêter au développement des parties enflammées. De toutes les circonstances d'organisation propres à donner naissance à l'étranglement, il n'en est pas de plus favorable que la superposition alternative de tissus fibreux, résistants, inextensibles, et de tissus celluleux et vasculaires susceptibles de prendre un grand accroissement par suite de l'inflammation. C'est ce que l'on observe sur-tout dans la composition des membres, depuis l'épaule jusques aux doigts, depuis la hanche, jusques aux orteils. Or, comme les effets de la compression exercée par les tissus fibreux sont d'autant plus marqués, qu'un plus grand nombre de plans aponévrotiques, celluleux et autres, se trouvent employés dans la composition des parties ; les étranglements sont plus fâcheux à la main, à l'avant-bras, au pied, à la jambe, à la cuisse, que partout ailleurs.

Le débridement fait cesser cette tension des tissus, qui s'oppose au libre développement des parties enflammées.

L'écoulement du sang qui résulte des incisions contribue beaucoup, pour sa part, à diminuer l'engorgement des parties; aussi, loin de l'arrêter, il faut le favoriser, jusqu'à concurrence néanmoins de la quantité qu'un individu atteint d'une maladie inflammatoire, peut perdre sans danger.

Personne ne conteste l'utilité, et même l'indispensable nécessité du débridement, alors que l'étranglement existe et qu'il est intense ; mais quelques personnes ont pensé qu'il ne devait pas être employé comme moyen préventif, et qu'en l'employant indistinctement dans tous les cas, on causait aux malades des douleurs qu'on aurait pu leur éviter. Il est certain que le débridement ne doit pas être employé sans discernement ; mais il y a des cas dans lesquels il est impérieusement indiqué, autant par la nature des armes qui ont fait la blessure, que par celle des parties qui ont été blessées. C'est ainsi que le débridement est indiqué dans les blessures à ouvertures étroites, à canal prolongé, qui intéressent les parties aponévrotiques et celluleuses superposées, que ces blessures aient été faites par des projectiles lancés par la poudre à canon, ou par des armes piquantes, ou piquantes et tranchantes tout à la fois. L'expérience prouve en effet qu'elles donnent le plus ordinairement lieu à des symptômes d'étranglement, et qu'il n'y a presque rien à gagner, et qu'il y a tout à perdre à différer le débridement comme moyen préventif. Presque toujours, dans ces cas, il devient, en outre, un moyen curatif de la maladie. Quand on néglige de l'employer, on s'expose à augmenter les chances défavorables pour le blessé : aussi a-t-on vu, à la maison de convalescence de Saint-Cloud, en 1830, se prolonger presque indéfiniment plusieurs des blessures par armes à feu qui avaient été traitées seulement par les sangsues et les émollients, en négligeant le débridement.

Pour être efficaces, ces débridements doivent être opérés dans toute la longueur des plaies qui les nécessitent, et dans toute l'étendue de la surface que l'étranglement occupe. Si le débridement n'atteignait pas toute la profondeur et toute la longueur du mal, il n'en résulterait qu'un soulagement incomplet et momentané. Mais autant il est bon de se conformer à ce principe, autant il faut éviter l'exagération de ceux qui, pour la moindre blessure et le moindre accident d'étranglement, pourfendent un membre dans toute sa longueur ; et qui, par cette pratique, font éprouver aux malades des douleurs inutiles, des hémorrhagies dangereuses, des suppurations interminables, et ne procurent de guérison qu'aux dépens de cicatrices d'une grandeur démesurée, de hernies musculaires et autres, d'affaiblissement plus ou moins grand des parties, etc., etc.

Si le débridement n'a été pratiqué que pour faire cesser l'étranglement, il faut laisser couler le sang jusqu'à concurrence de la quantité de celui qu'un malade peut perdre impunément. S'il a été pratiqué pour extraire des corps étrangers, il faut procéder immédiatement à cette recherche.

La réunion par première intention des parties débridées, est un contre-sens que M. *Dupuytren* nous disait avoir vu commettre. Il y a en effet contradiction entre le débridement qu'on opère pour faire cesser la compression des parties, et la réunion immédiate qui les remet, à peu de chose près, dans l'état où elles étaient auparavant. C'est ce qu'il a vu dans un cas de phlegmon sous-aponévrotique, développé à la partie antérieure et inférieure de l'avant-bras : la réunion immédiate des incisions faites pour débrider, reproduisit tous les accidents de l'étranglement. Dans un autre cas de phlegmon à la jambe, la réunion des incisions s'étant aussi faite par première intention, il a vu se développer une collection purulente dans l'épaisseur du membre.

Il faut donc abandonner à elles - mêmes les parties ainsi débridées, ou se contenter de mettre une bandelette de linge, enduite de cérat, entre les lèvres de la plaie, et ne faire que des pansements simples qui permettent au pus de s'écouler, s'il doit s'en former, et tenter plus tard la réunion, s'il y a lieu.

Le tétanos, dont on n'avait point vu d'exemples depuis le commencement du siége jusques au 24 décembre, commença à se montrer. Ce jour là j'observai le premier, qui fut très violent, et qui se déclara subitement. Nos lecteurs feront attention que la température avait été uniformément douce et humide jusques à ce jour, et qu'un froid assez rigoureux commença à cette époque. Le thermomètre tomba de suite, de cinq ou six degrés au-dessus de glace, à un ou deux au-dessous. C'est probablement à ce changement subit et extrême de température (1) que furent dus les tétanos que nous vîmes.

____

(1) Les causes vraiment déterminantes du tétanos, sont presque toutes dans une température froide qui succède à une température élevée. Cette impression est d'autant plus marquée que le passage du chaud au froid est plus brusque, et que la différence entre les températures est plus grande. Cette cause acquiert une influence d'autant plus grande, que les plaies fournissent une suppuration plus abondante, et le corps une plus forte transpiration. Son influence est frappante dans les pays chauds, aux *Antilles*, par exemple, où la différence de température, entre le jour et la nuit est si marquée, qu'elle devient la cause de la maladie connue sous le nom de *mal des mâchoires*, maladie qui exerce de si grands ravages dans ces pays, et qui enlève chaque année un si grand nombre de négrillons. Cette influence se remarque encore sur les champs de bataille, dans les bivouacs, lorsqu'après avoir subi la chaleur du jour, les blessés restent exposés à la fraîcheur des nuits, ou à l'effet des vents de Nord, du Nord-Est, surtout quand ils sont humides et froids en même temps; on l'observe jusque dans les salles d'hôpitaux, tant civils que militaires, et dans les chambres des malades, lorsque, par suite d'un mauvais système d'aération, des courants d'air froid sont dirigés sur le lit des blessés. M. *Dupuytren*, dans ses

Ces tétanos furent même très rapidement funestes pour
la plupart.

Le 24 décembre 1832, je vis, dans une des salles de
l'hôpital militaire d'*Anvers*, un soldat dont je n'ai pas pris
le nom ni le numéro de régiment, et qui avait été blessé
quelques jours auparavant. Une bombe lui avait fracturé
comminutivement la jambe, et produit une plaie contuse
assez étendue. Le malade n'avait point été amputé; peut-
être avait-on espéré lui conserver son membre. Quoi qu'il
en soit, lorsque je le vis le 24 au matin, la gangrène traumatique s'était emparée de toute la jambe; elle s'étendait
jusques au-dessous du genou, et n'était pas bornée. L'ampu-

---

leçons cliniques sur les blessures par armes à feu, en 1830 et 1832, a sur-
tout insisté sur l'influence fatale de cette dernière cause. *Percy* parle d'un
chirurgien qui fit enlever les fenêtres des salles des blessés, afin, disait-il,
de mieux les aérer. Cette imprudence y causa plus de ravages que n'avait
encore fait l'air vicié (*Deslandes, Manuel d'Hygiène*, page 208). On voit
rarement le tétanos se déclarer pendant des températures constantes froi-
des, chaudes ou tempérées; il faut que le passage des unes aux autres soit
brusque, pour qu'il survienne. Les observations de M. *Larrey* viennent confirmer cette opinion. Cet illustre chirurgien, placé pendant trente ans de
la manière la plus avantageuse pour voir cette terrible maladie, a observé
de fréquents tétanos en *Égypte*, et cela à l'occasion des blessures les plus
légères. Dans ce climat, l'humidité et le changement subit de température
paraissent en avoir été les moteurs principaux. Il a remarqué qu'il ne se
développe ordinairement que dans les saisons où la température passe
brusquement d'un extrême à l'autre. C'est ainsi que le tétanos, dit
M. *Larrey*, est plus commun au printemps qu'en hiver ou en été. Dans la
campagne d'*Autriche*, en 1809, les blessés qui se sont trouvés les plus exposés à l'impression des nuits glaciales du printemps, après avoir passé par
divers degrés de chaleur très forts pendant le jour, ont été presque tous
atteints du tétanos, qui n'a régné que pendant cette saison, dans laquelle le thermomètre a varié constamment, du jour à la nuit, de la moitié
de son ascension et de son abaissement. Cela s'était aussi observé en
Égypte. (Voyez *Clinique chirurgicale des camps et des hôpitaux militaires*,
t. Ier.)

tation était la seule ressource à employer : elle fut proposée au blessé ; il la rejeta vivement. Cette proposition parut l'émouvoir et l'exalter beaucoup dans le cours de la journée. Cependant il se rendit aux exhortations d'un de ses camarades, blessé comme lui, et l'amputation lui fut faite au tiers inférieur de la cuisse. Aucun accident n'eut lieu pendant le reste du jour, mais, dans la nuit même, une raideur presque subite et très forte se manifesta dans les mâchoires et les muscles de la partie postérieure du cou. Le 26 au matin, la raideur de ces parties était extrême ; la tête était renversée fortement en arrière, les mâchoires ne pouvaient s'ouvrir, une salive écumeuse sortait de ses lèvres. Les accidents marchèrent avec une extrême rapidité ; en peu d'heures les muscles du tronc furent pris, et le blessé succomba dans la soirée. Il n'avait point éprouvé le moindre soulagement d'une potion très chargée d'opium, qui lui avait été administrée. Jusqu'au dernier moment, les membres étaient restés souples, ainsi que le moignon, dont le blessé ne se plaignait pas. Ce tétanos a duré à peine 24 heures.

Nous avons rapporté l'observation du colonel hollandais *Degumoëns*, qui eut une hémorrhagie consécutive par l'artère radiale, et qui, peu d'instants après la ligature de cette artère, fut pris par un violent tétanos qui l'emporta en quelques heures. Il est rare que le tétanos soit aussi rapidement mortel. On trouve cependant dans les auteurs quelques exemples plus rapides encore que ceux que nous observâmes à *Anvers* (1).

Chez un autre soldat, nommé *Grisier* (Joseph), fusilier

---

(1) Quelquefois le tétanos se déclare instantanément et immédiatement après la blessure, et atteint rapidement son plus haut degré d'intensité ; témoin ce cas, le plus remarquable de ce genre, et qui a été rapp' té par le docteur *Robinson*, d'Édimbourg : « Un Nègre s'écorche le pouce avec un morceau de porcelaine ; un quart d'heure après, il meurt du tétanos. »

au 58ᵉ régiment d'infanterie de ligne, le tétanos fut aussi très rapide. Ce militaire avait été atteint à la face par un éclat de bombe, qui lui avait fait une énorme plaie à lambeaux. Il avait échappé aux accidents inflammatoires et à ceux de la suppuration, et tout laissait espérer la guérison, lorsqu'il fut pris, le 21 décembre au soir, de douleurs avec rigidité aux mâchoires et à la partie postérieure du cou ; la maladie fit de grands progrès, malgré les saignées générales et locales abondantes qui lui furent pratiquées ; il succomba dans la nuit du 1ᵉʳ au 2 janvier 1833, trente-six heures environ après l'invasion de la maladie.

Je vis encore un quatrième et dernier exemple de tétanos, mais beaucoup moins rapide. Ce tétanos débuta chez le nommé *Bretaut*, âgé de vingt-cinq ans, et fusilier au 65ᵉ régiment, amputé de la cuisse. Comme chez le premier soldat dont nous avons rapporté l'histoire, le 24 décembre 1852, et probablement sous l'influence des mêmes causes, ce tétanos fut entravé dans sa marche, je n'en doute point, par le traitement qui fut suivi, et qui consista principalement dans l'emploi de l'acétate de morphine à l'intérieur, en pilules, en potion, en lavement; et à l'extérieur, par la méthode endermique. Lorsque je quittai *Anvers*, le 2 janvier, ce tétanos, qui avait graduellement, mais lentement envahi tout le tronc, n'était point encore parvenu au dernier degré. J'ignore si ce malade a succombé.

(Voyez Rées, *Cyclopedia*, art. *Tétanos*, et *Med. chir. trans.*, t. VII, p. 475.) Dans d'autres circonstances le tétanos est chronique. *Samuel Cooper* (*Dict. de chirurgie pratique*, t. II, p. 480) cite le cas d'un militaire blessé à la cuisse en 1814 au siège de Berg-op-Zoom. L'amputation lui fut faite. Le malade resta à l'hôpital d'Ondenbosch, affecté du tétanos, pendant cinq semaines, et finit par mourir. J'ai rendu compte, dans la *Revue médicale* (septembre 1826), d'un tétanos traumatique qui a duré six semaines, et qui s'est terminé par la mort.

Ce dernier blessé est celui qui nous présente le plus d'intérêt. En effet, l'acétate de morphine paraît avoir eu une influence très favorable sur la marche de la maladie; neuf jours après son invasion, elle n'avait point fait encore succomber le blessé, et nous avons vu que les trois premiers sont morts en six, douze et trente-six heures. Lui seul avait résisté neuf jours, lorsque je cessai de le voir; peut-être cette maladie a-t-elle duré douze, quinze jours; peut-être même est-elle guérie?

L'emploi de l'acétate de morphine, soit par la méthode endermique, soit en lavements, soit en potions, pilules, etc., semble promettre quelques succès dans le tétanos; il serait utile de faire des expériences suivies et comparatives sur l'emploi de ce médicament. Le tétanos de *Bretaut* a été évidemment entravé par lui.

M. *Seutin* m'a rapporté l'observation d'un jeune enfant, auquel le doigt avait été arraché, et qui fut pris d'un violent tétanos. Il le traita par des vésicatoires appliqués tout le long du rachis, et saupoudrés d'acétate de morphine; par des frictions, très souvent répétées, autour du cou et des mâchoires, avec une pommade contenant aussi de l'acétate de morphine.

L'enfant guérit très bien.

M. *Gouzée*, médecin en chef de l'hôpital militaire d'Anvers, m'a donné l'observation suivante, d'un tétanique guéri par l'emploi de l'acétate de morphine.

Un soldat du 2ᵉ régiment de chasseurs à cheval belge, âgé de vingt-cinq ans, fort et bien constitué, est entré à l'hôpital militaire d'Anvers, le 31 mai 1831. Il dit être indisposé depuis environ huit jours, sans cause connue, et il éprouve une forte douleur à la nuque, accompagnée d'un serrement considérable des mâchoires. A son entrée, le trismus est complet, la douleur de la nuque toujours forte. Bientôt après, la raideur tétanique devient générale. Du reste, le malade ne présente rien de remarquable, si ce n'est des sueurs fortes et continuelles. Une saignée de seize onces est faite le premier jour, une autre le second, sans aucun avantage; le troisième jour, des ventouses scarifiées sont appliquées le long de la colonne vertébrale, sans amélioration. Le quatrième, deux petits vésicatoires sont appliqués aux côtés des apophyses épineuses des premières vertèbres du cou; le derme dénudé est ensuite saupoudré avec un grain d'acétate de morphine (demi-grain de chaque côté). La même opération est répétée chaque jour en descendant le long du rachis, et continuée pendant dix jours. Une amélioration lente et progressive se fait remarquer; la mâchoire s'écarte peu à peu, la raideur diminue, la douleur de la nuque disparaît, un abcès développé au bras gauche est ouvert, et dans les premiers jours de juin, la convalescence était assurée. Quelques douleurs articulaires se firent ensuite sentir, et vers la fin du mois, la guérison était complète.

J'ai entendu, à la visite de l'hôpital militaire d'Anvers, M. *Vignard*, médecin ordinaire de l'armée du Nord, rapporter l'observation d'un individu atteint d'un tétanos traumatique, à *Douai*, et qui, par suite de l'emploi de l'acétate de morphine sur des vésicatoires, avait éprouvé une amélioration très notable dans son état. Il succomba cependant. Mais il est bon d'ajouter que la maladie était déterminée par une fracture comminutive de l'avant-bras, et que l'amputation, qui était indispensable dans cette circonstance, ne fut pas pratiquée. Si cette amputation avait été faite, l'influence du médicament aurait été peut-être plus avantageuse.

Ce fait prouve beaucoup en faveur du médicament, et rien contre.

Nous avons observé à *Anvers* un petit nombre de gangrènes. Nous ne voulons pas parler de celle qui résulte de l'attrition que l'on remarque sur les lieux mêmes qui ont été frappés et traversés par les projectiles, mais de celle qui, provenant de ces lieux déchirés et contus, et plus ou moins stupéfiés, s'étend rapidement en remontant vers le tronc, tue si promptement les blessés, présente de si grandes différences avec la gangrène spontanée, et qui pour cela a été nommée *gangrène traumatique* par M. *Larrey* (1). Dans cette espèce de gangrène, on n'a point attendu qu'une ligne de démarcation fût établie entre le vif et le mort, et suivant les préceptes donnés par M. *Larrey*, on a amputé les membres, sans être tourmenté par la crainte de la voir s'emparer du moignon. La temporisation, à cet égard, serait suivie, dans le plus grand nombre des cas, de la mort des blessés. Cette gangrène, déterminée par une cause locale, se propage par une véritable contagion, par continuité de tissus. L'amputation détruit cette contagion. Ayant été témoin de la mort d'un grand nombre d'individus atteints de gangrène traumatique, pour lesquels on attendait la limitation du mal par les seules forces de la nature, M. *Larrey* s'est écarté du précepte recommandé par les auteurs, et a érigé au contraire en principe : qu'il faut faire l'amputation, dans le cas de gangrène, sans attendre qu'elle soit bornée, lorsqu'elle est le résultat d'une cause mécanique. Depuis l'an 1796, époque à laquelle il a fait le premier essai de cette pratique (1), il n'a cessé de s'y conformer, et d'en retirer les plus grands avantages, dans

---

(1) M. *Larrey* dit qu'en *Égypte* il a remarqué quelquefois que les progrès de la gangrène traumatique étaient si rapides, qu'en quelques heures elle avait passé de l'extrémité du membre affecté au tronc, et que le blessé était mort avant la sixième heure.

(1) Voyez *Mémoire de chirurgie militaire*, t. III.

tous les pays où il a suivi nos armées. Les autres chirurgiens militaires adoptèrent aussi généralement la pratique de M. *Larrey*, et eurent à s'en louer autant que lui.

Les plaies ont été très souvent compliquées de la présence de corps étrangers, projectiles, portions de vêtements, du fourniment, de l'armure, etc... L'extraction en a été faite, lorsqu'ils étaient à portée des doigts et des instruments, et qu'ils pouvaient être enlevés sans efforts et sans trop de douleurs. Mais, en général, on ne fatiguait pas les blessés par des recherches très multipliées, et lorsque ces corps étrangers étaient perdus au milieu des parties, ou que les premières recherches ne suffisaient pas, et qu'ils ne déterminaient point d'accidents graves, on préférait les abandonner pour le moment, et attendre qu'ils manifestassent leur présence sur un point ou sur un autre, afin de les ôter, soit par la plaie qu'ils avaient faite, soit par des contr'ouvertures. Cette saine pratique a été suivie de succès.

On a observé quelques faits assez curieux de corps étrangers volumineux, tels que petits biscaïens, éclats considérables d'obus, etc., etc., entièrement cachés au milieu des chairs. C'est ainsi que M. *Zinck* m'a dit avoir vu, à l'ambulance de *Berchem*, un énorme éclat de bombe, qui était disparu complétement dans l'épaisseur de la cuisse d'un blessé. Le plus léger examen suffit pour reconnaître l'état des choses, et pour ne pas commettre les étranges bévues de quelques chirurgiens étourdis, qui ont pansé des blessés en leur laissant d'énormes projectiles au milieu des chairs (1).

____

(1) Nous trouvons dans M. *Larrey* (*Mémoires*, t. III.) l'observation d'un canonnier nommé *Aubin*, qui fut frappé par un boulet au moment où il chargeait sa pièce. Ce boulet avait fait un ricochet avant de le frapper. Il pénétra à la partie inférieure et externe de la cuisse, la contourna en dedans, et remontant toujours finit par se cacher dans l'aîne. Il fut

Les balles en plomb (car les Hollandais en avaient beaucoup en fer) qui ont frappé les os de nos soldats, étaient

---

transporté à l'ambulance. Les chirurgiens n'avaient pas soupçonné un tel corps étranger dans la cuisse. Le blessé ne se plaignait que d'un sentiment de pesanteur incommode dans le membre blessé. M. *Larrey*, en le saisissant, lui trouva une pesanteur inaccoutumée, et soupçonna la présence du boulet: En effet, il fit une large incision, et on trouva un boulet qui pesait cinq livres.

J'ai entendu dire à M. *Bégin*, qu'un boulet de neuf livres se logea complètement aussi dans la cuisse d'un soldat, et que le chirurgien qui le pansa, ne s'était point aperçu de la présence de ce projectile dans l'épaisseur du membre. Mais, parmi les observations de corps étrangers introduits avec les projectiles dans l'intérieur des parties, il n'en est peut-être pas d'aussi singulière que celle-ci, que j'emprunte encore à M. *Larrey*, dans sa relation de la campagne de 1809, en *Autriche*. « Un grenadier à pied était le troisième que renversait le même boulet de canon au milieu d'une file. Le premier eut le ventre traversé de part en part, le deuxième la hanche coupée dans toute son épaisseur, et le troisième les cuisses effleurées. Les deux premiers qui restèrent morts sur le champ de bataille, avaient fait ralentir la force rectiligne du boulet, en sorte qu'arrivé au troisième, il roulait sur son axe, et que les effets en furent moins terribles. Cependant le grenadier fut renversé du coup. A son arrivée à l'ambulance, on reconnut tous les signes d'une contusion exercée sur une grande étendue de la circonférence antérieure du membre, et une très petite plaie longitudinale au centre d'une large ecchymose qui s'était manifestée sur cette région. Le blessé assurait qu'il n'avait été touché que par le boulet qu'il avait vu mourir non loin du bataillon, et la sonde n'ayant point pénétré au-delà du tissu cellulaire, M. *Larrey* lui fit un pansement simple. Le blessé n'eut point d'accidents notables pendant quinze jours. Cependant il éprouvait une douleur vive et profonde dans la cuisse. La suppuration qui s'écoulait de la petite plaie, était fétide et ichoreuse. M. *Larrey* soupçonnant un corps étranger, fit une large incision, et avec une pince à polype (instrument qui lui sert de tire-balle) il saisit le corps étranger, et l'amena. C'était une pièce de cuivre recourbée, qui avait environ neuf centimètres de longueur, et un et demi de largeur. C'était la majeure partie de la virole d'un écouvillon. Comment le boulet avait-il pu conserver sur sa surface cette virole; et comment cette pièce de cuivre, sans doute cramponnée sur le boulet après avoir traversé avec lui le corps des deux premiers grenadiers, avait-elle pu se détacher au moment où il a frappé la cuisse du troisième et s'y enfoncer en formant une si petite plaie? »

presque toutes déformées, aplaties, alongées, et sur plusieurs d'entre elles nous avons trouvé des portions de ces
os, qui s'étaient logées dans les enfoncements qu'elles présentaient, portions d'os qui étaient intimement unies au
plomb. Nous avions déjà fait cette remarque sur des balles
qui avaient été extraites par M. *Dupuytren*, sur les blessés
de 1814 et de 1815, et que ce professeur conserve dans
sa collection.

Lorsqu'une balle de plomb rencontre un angle de pierre
dure, une saillie, un tranchant quelconque résistant, elle
peut être partagée en deux, trois, ou un plus grand nombre de fragments. Pareils phénomènes sur le corps humain.
On remarque, en effet, assez souvent, qu'après avoir frappé
un os très résistant et présentant des saillies ou des angles
plus ou moins considérables, une balle de plomb se partage
en un plus ou moins grand nombre de fragments. Sur la
crête du tibia, par exemple, une balle peut facilement se
partager en deux.

Un homme reçut, sur le bord antérieur du tibia, un
coup de feu. Dans ce point, la balle fit une ouverture unique et ronde, mais elle se partagea sur l'os en deux portions
à peu près égales, et chacune de ces moitiés sortit isolément
à travers les chairs du mollet d'un côté, et se perdit dans
celui du mollet opposé. Ainsi, il y avait cinq ouvertures
faites par une seule balle. Si cette division des balles sur les
os n'avait point été connue, il aurait été très difficile de se
rendre compte de l'existence de ces ouvertures.

Il n'est pas nécessaire qu'une balle frappe une partie d'os
aussi tranchante que la crête du tibia, pour être divisée en
plusieurs fragments; d'autres parties du système osseux peuvent en être cause; des bords mousses, de simples inégalités, peuvent produire cet effet.

J'ai vu à *Anvers* un soldat, fusilier au 8ᵉ régiment de
ligne, blessé au combat de *Doel*; il était au premier rang,

et ajustant son coup de fusil un genou en terre, l'autre demi-fléchi, la cuisse et le genou dans une situation horizontale. Une balle le frappe au genou demi-fléchi, glisse sur la rotule et pénètre dans les chairs de la cuisse jusques à la partie moyenne, où elle fut extraite par incision. Cette balle s'était partagée en deux sur la rotule.

Pendant les journées de juillet 1830, un homme, reçu à l'Hôtel-Dieu, avait été atteint d'un coup de feu à la partie antérieure du corps de la mâchoire inférieure. L'os fut fracturé comminutivement. La balle se dirigea vers l'angle droit de la mâchoire du côté droit, laboura le cou, et finit par sortir près de l'épaule du même côté. La balle fut extraite dans ce point; mais elle n'était point entière. Au bout de quelques jours, il se manifesta une inflammation assez violente, le long du trajet qu'avait suivi la balle. Plusieurs abcès eurent lieu successivement, et à l'ouverture de l'un d'eux, on trouva la portion de la balle qui avait été séparée du reste sur l'os maxillaire, et qui était restée au milieu des parties molles.

Le nommé *Loinard* reçut, le 29 juillet 1830, sur le Pont-Neuf, un coup de feu à la partie externe et supérieure de la région sus-claviculaire droite. Elle s'arrêta sous la peau, à la partie supérieure et externe du cou. Une incision fut faite sur ce point, et la balle extraite; les deux tiers seulement s'y trouvaient. Le reste n'y fut pas rencontré d'abord. Les plaies guérirent très bien. La clavicule, sur laquelle la balle avait touché, n'avait point été fracturée. Six mois après, *Loinard* revint à l'Hôtel-Dieu. On sentait tout près de la cicatrice du col et sous la peau, un corps étranger, dur, inégal et mobile. Une incision fut faite sur ce point, et donna issue à l'autre tiers de la balle, qui complétait celle-ci.

Il n'est pas toujours nécessaire que la balle de plomb

touche une saillie, une arête naturelle osseuse, pour qu'elle se divise. La manière plus ou moins oblique avec laquelle elle frappe un os dur, la manière dont elle le fracture, etc., et une multitude de circonstances bien difficiles à saisir et à expliquer, amènent ces divisions.

En 1830, quelque temps avant l'expédition d'Alger, M. *Amussat* fit, dans un cours de chirurgie destiné principalement aux chirurgiens militaires, plusieurs expériences sur les effets du coup de feu sur le cadavre humain et sur les animaux vivants. Parmi les effets singuliers qu'il obtint, on remarque les suivants : un coup de pistolet chargé à balle ayant été tiré sur la partie antérieure du crâne d'un chien, et un peu obliquement, on fut très étonné de voir que la balle n'avait pas pénétré dans le crâne, et de n'en trouver que la moitié sur le point sur lequel elle avait frappé l'os. On fit des recherches, et on trouva l'autre moitié qui, après avoir contourné le crâne, se trouvait placée entre la peau et les os, à cinq ou six pouces de l'ouverture d'entrée. Nous devons cette observation intéressante à l'obligeance de M. le docteur *Lesseré* qui a assisté à ces expériences.

Dans son *Histoire de la campagne d'Égypte*, M. *Larrey* rapporte l'observation suivante :

« Un soldat reçut, à l'assaut de Saint-Jean-d'Acre, un coup de feu au sinus frontal droit. La balle, en fracturant la paroi externe de ce sinus, se coupa en deux morceaux. L'un passa sur le front, en labourant la peau à plus d'un centimètre de longueur; l'autre s'introduisit dans le sinus, et fractura sa paroi interne. »

Chez un autre soldat, et à la même affaire, un cas absolument semblable se présenta encore (1).

______

(1) M. Larrey, *Histoire de la campagne d'Égypte.*

Samuel Cooper (*Dictionnaire de chirurgie pratique,* tom. II, p. 521) dit avoir vu le bord de la rotule couper une balle en deux ; une moitié passa outre dans le moment même, et l'autre resta plusieurs mois dans l'articulation, sans qu'on y soupçonnât sa présence. Il a vu aussi une balle qui s'était divisée en venant frapper contre l'épine de l'omoplate ; une de ses parties traversa la poitrine en ligne droite avec le point d'où elle était partie, tandis que l'autre passa sous les téguments, jusqu'à ce qu'elle eût atteint le coude.

Dans le *Manuel du chirurgien d'armée,* par *Percy,* on trouve un grand nombre d'observations de déformation de balles, observations qui sont des plus curieuses, et dont quelques-unes semblent tenir du prodige. Il est inutile que nous les rapportions ici.

On a remarqué que des balles de plomb qui avaient frappé des pavés ou autres corps très durs, comme du fer, étaient quelquefois réduits en une innombrable quantité de fragments, et se réduisaient, pour ainsi dire, en poussière. C'est même de cette manière, qu'en juillet 1830, des Parisiens ont été blessés. En effet, plusieurs d'entre eux eurent quelques parties de leur corps criblées de blessures, qui ressemblaient parfaitement à celles qui sont produites par du petit plomb, qui a pénétré très avant sous la peau. On avait pu croire, au premier abord, que ces nombreuses blessures provenaient de coups de fusils chargés à plomb, et maladroitement dirigés par les Parisiens sur leurs camarades, car les militaires ne pouvaient leur envoyer que des balles de calibre. Mais cette remarque, que les balles de plomb, en frappant sur les corps très durs, pouvaient avoir été divisées en un grand nombre de fragmens, qui avaient ensuite été réfléchis à leur tour sur les citoyens, fit revenir sur cette idée. Il existait, en effet, une très grande différence entre les plaies faites par le plomb ordinaire, et celles qui provenaient des balles divisées. La forme des premières était exactement ronde, tandis que les plaies produites par les petits fragments de balle étaient très inégales et irrégulières; cette différence est caractéristique. Lorsqu'une balle frappe un os très dur, comme le rocher, elle s'y comporte comme lorsqu'elle frappe un pavé.

C'est très certainement ce qui arriva à un sergent de ville de Paris, nommé *Houël*, qui reçut, dans la nuit du 2 au 3 février 1832, un coup de pistolet à l'angle externe de l'œil gauche, et qui mourut le lendemain matin. La balle avait fracassé la base de l'orbite; l'ôs de la pommette était séparé du maxillaire supérieur et mobile au milieu des chairs, la base de l'arcade zigomatique brisée, ainsi que la cavité glénoïde; la partie antérieure et interne du rocher était réduite en un grand nombre de fragments; on trouvait çà et là, au milieu des os brisés, beaucoup de parcelles de plomb. La plus grande partie du projectile était près du col du condyle de la mâchoire inférieure; un morceau de la balle se trouvait, en outre, entre le lobe postérieur du cerveau et le cervelet.

Cette observation a été publiée avec de longs détails, par M. Marx et moi, dans le *Journal hebdomadaire* (1).

______

(1) Voyez, t. VI, p. 365 et suivantes.

(2) Après des exemples si frappants de divisions des balles sur des saillies osseuses naturelles ou accidentelles, comment peut-on révoquer encore en doute ce phénomène si commun ? C'est cependant ce que nous voyons dans le livre que vient de publier M. Jobert de Lamballe (*Plaies d'armes à feu. Mémoire sur la cautérisation, et Description d'un spéculum à bascule*). En effet, on trouve dans cet ouvrage le passage suivant (page 7) : « Les » balles, dit-on, se coupent quelquefois en deux, quand elles viennent » donner contre des angles osseux qui sont un peu saillants; et à ce sujet » on rapporte des cas où cette singulière particularité a eu lieu à l'olé- » crâne, et à l'angle inférieur de la rotule. Le fait me paraît bien extra-

Parmi les blessures remarquables produites par armes à feu, et qui avaient pour siége le tronc, les plus remarquables furent celles de la tête ; c'est par le récit de celles que nous observâmes sur cette partie du corps, que nous terminerons cette relation : les blessures siégeant sur d'autres parties du corps nous ayant, en général, présenté peu d'intérêt.

Ces observations, et le mode de traitement qui a été mis en usage dans les plaies de tête, méritent d'autant plus de fixer l'attention des médecins, que les auteurs sont généralement peu d'accord sur les indications qu'elles présentent. Ainsi, quand on ouvre *Quesnay*, on trouve que toute fracture du crâne indique le trépan, soit que le malade éprouve des accidents qui annoncent la compression du cerveau, soit qu'il n'en éprouve point. *Pott* est du même avis ; il

---

» ordinaire, car certainement la force nécessaire pour couper une balle » en deux est bien plus que suffisante pour traverser et briser l'os à qui on » fait jouer un rôle aussi peu probable. Mais, ajoute M. *Jobert*, des auteurs recommandables garantissent le fait, et comme un peu de foi ne » gâte rien, je veux bien l'accepter. »

Le lecteur de l'ouvrage de M. *Jobert* lira sans doute avec une certaine surprise ce passage, s'il connaît les œuvres de M. *Larrey*, de *Percy*, et les observations publiées dans les leçons cliniques de M. *Dupuytren*. Mais ce qui lui semblera singulièrement contradictoire, c'est de lire plus bas dans le livre de M. *Jobert* des observations qu'il a recueillies lui-même, et dans lesquelles les balles ont été divisées en un plus ou moins grand nombre de fragments ; ainsi, page 154, on trouve l'observation d'une balle coupée en deux sur l'arcade zygomatique. Page 149, est une autre observation d'un jeune peintre qu'une balle blessa au visage ; la balle qui frappa sur les dents, se divisa en cinq ou six fragments. Enfin, page 121, un cas de division en deux d'une balle qui avait frappé sur une apophyse épineuse du rachis. L'explication que donne M. *Jobert*, pour se rendre compte de ce phénomène, est bien bizarre. « La balle, dit-il dans ce cas, » était sans doute mal coulée et contenait de l'air ; ce qui explique sa di- » vision !!! »

conseille l'opération du trépan, pour prévenir des accidents qu'on n'a pas encore à craindre. D'une autre part, on voit *Desault* et son école, MM. *Grœfe*, *Briot*, *Gama*, et beaucoup d'auteurs contemporains recommandables, établir en thèse générale que l'opération du trépan est très rarement nécessaire, qu'elle est le plus souvent nuisible, et qu'on doit par conséquent s'en dispenser dans presque tous les cas où les chirurgiens du dernier siècle la recommandaient. On reste alors dans une indécision d'autant plus grande, qu'on voit des praticiens d'un mérite transcendant appliquer encore le trépan; tels sont *Delpech*, *Béclard*, MM. *Larrey*, *Roux*, etc.

Cherchant une espèce de juste milieu parmi ces dissidents, dont les uns veulent qu'on applique toujours le trépan dans les cas de simples fêlures, de simples fissures du crâne, lors même qu'il n'y a aucune espèce d'accidents, ou dans le but de les prévenir, quelques chirurgiens veulent qu'on ne l'applique que lorsqu'il y a fracture avec enfoncement, parce que, suivant eux, il doit toujours survenir alors des accidents. Ces derniers nous semblent avoir aussi tort que les autres. Suivant nous, et d'après ce que nous avons été à même d'observer, on ne doit pratiquer l'opération du trépan, lors même qu'il y a enfoncement, que lorsque cet enfoncement détermine des symptômes de compression graves et durables; car très souvent les enfoncements, même très profonds et très étendus, ne déterminent aucune espèce d'accident, et d'autres fois, quand ils déterminent des accidents, ceux-ci, loin de s'aggraver, se dissipent souvent seuls et complétement, sous l'influence du traitement antiphlogistique, sans laisser aucune trace. Dans certains cas, la table externe du crâne seule est enfoncée, le diploé est effacé, et la table externe en contact presque immédiat avec la table interne. Le cerveau ne souffre, dans ces cas, aucune compression. Est-ce de ces cas-là dont parlent quelques auteurs, et en particulier M. *Abernethy*, qui rapporte plusieurs exemples de fracture du crâne avec enfoncement, dont l'issue fut très heureuse, quoiqu'on n'eût pratiqué aucune opération ? *Astley Cooper* dit avoir rencontré de fréquents exemples de cette dépression de la table externe. Ce cas ne réclame évidemment pas l'opération du trépan. Dans d'autres circonstances il y a bien enfoncement des deux tables et compression du cerveau, mais cet organe peut n'en être pas incommodé ; ou, après en avoir souffert pendant quelques moments, il s'habitue promptement à ce degré de compression, et n'en remplit pas moins parfaitement bien ses fonctions. Ce serait encore une grande erreur que de pratiquer une opération souvent mortelle par elle-même, pour une maladie qui n'en est plus une. Enfin, il est d'autres circonstances dans lesquelles le cerveau est réellement comprimé, et l'annonce par des signes menaçants, comme paralysie plus ou moins complète du sentiment et du mouvement, diminution de l'intelligence, etc. Ces symptômes durent deux, trois jours, et quelquefois davantage ; mais sous l'influence des antiphlogistiques, des révulsifs sur la peau, sur le canal intestinal, on les voit diminuer peu à peu, et se dissiper entièrement. Certainement ce n'est point encore le cas de trépaner, puisque les symptômes, au lieu de s'aggraver, diminuent. Les observations suivantes viennent à l'appui de ce que nous venons de dire.

Fracture du pariétal avec enfoncement par un éclat de bombe ; intelligence et mouvement conservés ; pas de trépanation.

Boulet, âgé de trente ans, mineur, et domestique du commandant *Paulin*, fut blessé le 14 décembre 1852, par un éclat d'obus à la tête. Le coup porta à la partie latérale gauche, près de l'union du pariétal avec le coronal. *Boulet* ne perdit pas complétement connaissance. Il fut transporté de suite de l'ambulance de siége sur l'hôpital militaire d'*Anvers*. On reconnut une plaie contuse, de la largeur d'une pièce de cinq francs, dans l'endroit que nous venons d'indiquer, et un enfoncement du pariétal dans une étendue un peu moins grande. Cet enfoncement est d'une ligne à peu près, il est en demi-lune. L'os est à nu ; la plaie est débridée en haut et en bas, et pansée simplement ; plusieurs saignées générales sont faites au malade, qu'on met à une diète sévère. Aucun accident ne se manifeste. L'intelligence reste très saine ; les mouvements sont parfaitement libres. On donne tous les deux jours un laxatif composé de sulfate de soude, dissous dans du bouillon aux herbes. La suppuration s'établit sans accident ; et, le 23 décembre, le malade se levait et se promenait dans la salle. Des bourgeons charnus, de bonne nature, étaient développés sur les bords écartés de la plaie, qui avait environ trois pouces d'étendue, et au centre de laquelle on apercevait l'os dénudé et son enfoncement.

Le 2 janvier, *Boulet* était dans l'état le plus satisfaisant.

Cet enfoncement ne consistait évidemment que dans le rapprochement de la table externe contre l'interne.

Fracture du pariétal gauche avec enfoncement ; paralysie légère de la face ; difficulté dans l'acte de la parole ; point de trépanation ; retour à la santé.

Le nommé *Mathieu*, âgé de vingt-trois ans, soldat au 18ᵉ régiment de ligne, fut blessé à la tête, le 8 décembre 1832. Un éclat d'obus le frappa à la partie latérale gauche du crâne. Il tomba sans connaissance et fut transporté à l'hôpital militaire d'*Anvers*, salle 5, n° 8. Il y avait une petite plaie contuse à lambeau, et dénudation de l'os ; le blessé était toujours sans connaissance. La plaie fut largement débridée en bas et en arrière. La table externe était enfoncée circulairement dans l'étendue d'un pouce environ, et dans la profondeur d'une ligne et demie ou deux lignes à peu près.

(Pansement doux avec linge troué et enduit de cérat, charpie par-dessus, compresses longuettes, et bande simplement contentive ; saignées générales abondantes et fréquentes.) Révulsifs aux extrémités.

Le malade reprend connaissance dès le lendemain. La parole est difficile, mais l'intelligence est complète. Les mouvements des membres sont très libres.

Il ne survint aucun accident chez ce blessé. Le 23, époque à laquelle je le vis, la plaie était couverte de bourgeons charnus, le linge, d'une suppuration modérément abondante et de bonne nature. L'os était toujours à nu dans le centre de la plaie, et son enfoncement aussi prononcé que le premier jour, à ce que m'assura M. *Seutin*, qui l'avait reçu dans son service à son arrivée à l'hôpital. L'intelligence était parfaite ; les mouvements des membres très libres, mais la parole était encore légèrement gênée. Du reste, l'appétit était bon. Le blessé avait du sommeil, de la gaîté, et même il désirait vivement sortir de l'hôpital.

Le 2 janvier, la plaie était presque cicatrisée, et presque tous les symptômes qui annonçaient une lésion du cerveau, dissipés.

Fracture du pariétal avec enfoncement ; perte momentanée de l'intelligence, des mouvements, de la parole, etc. ; point de trépan ; retour à la santé.

Le nommé *Bongrain*, âgé de vingt et quelques années, carabinier au 19ᵉ régiment d'infanterie légère, est renversé dans la tranchée, par un éclat d'obus qui le frappe à la tête, le 12 décembre 1832. Il perd connaissance et est transporté à *Anvers*, salle 5, n° 6. On trouve à la partie externe gauche et supérieure de la tête, au-dessus de la bosse pariétale, une plaie contuse, à lambeau, et peu étendue, avec dénudation de l'os. Le malade est sans connaissance et sans mouvement. La plaie est débridée en avant et en arrière; l'os pariétal est examiné, et on trouve un enfoncement de deux lignes et demie de profondeur, et de l'étendue d'une pièce de cinq francs environ. Du linge troué, enduit de cérat, et de la charpie, sont appliqués sur la plaie; des saignées générales très abondantes et répétées, sont pratiquées; des sinapismes sont appliqués aux extrémités inférieures. Le lendemain, le blessé paraît un peu mieux; il exécute quelques mouvements lents; il ouvre les yeux, mais il ne parle pas, il ne répond point aux questions qui lui sont faites. Deux jours après, il balbutie quelques mots sans suite, regarde autour de lui d'un air hébété. On s'aperçoit que l'extrémité supérieure et l'extrémité inférieure droites, sont à moitié paralysées. *Bongrain* ne peut les mouvoir qu'avec peine et lenteur; il lui est impossible de serrer un objet avec la main, la sensibilité est très obtuse dans ces parties.

Le même traitement fut continué, et peu à peu on vit ces symptômes de compression du cerveau disparaître, sans avoir recours à aucune espèce de traitement local. La paralysie diminua chaque jour de plus en plus; la parole, d'abord très lente et fort embarrassée, revint tout-à-fait. Le malade qui, trois ou quatre jours après sa blessure, comprenait tout, mais ne pouvait rien répliquer, put parler plus librement, oubliant d'abord certains mots, en prononçant quelques-uns très difficilement, quelques autres très distinctement, ne pouvant absolument venir à bout d'en prononcer plusieurs, et alors, tantôt s'emportant et s'opiniâtrant pour y parvenir, d'autres fois riant lui-même de son impuissance. Tel était son état lorsque je le vis pour la première fois. Sa plaie était en pleine suppuration et modérément enflammée.

Le 24, la parole était manifestement plus libre; il répondait très distinctement à toutes les questions qui lui étaient faites, et cela avec promptitude. Les mouvements étaient libres aussi.

Le 25, la parole était complétement revenue, les mouvements du bras et de la jambe étaient très libres. Cependant le malade disait lui-même que son extrémité supérieure gauche était encore paresseuse. Il avait encore l'air hébété. Mais il était sans aucune fièvre et avait de l'appétit.

Le 2 janvier, presque tous ces symptômes étaient disparus.

Le sujet de la première observation, *Boulet*, n'a, ainsi que nous l'avons vu, éprouvé aucun accident de commotion du cerveau, ni de compression, ni d'inflammation de ce viscère. L'enfoncement du crâne était peu considérable, et très probablement il y a eu simplement enfoncement, dépression de la table externe dans le diploé, mais rien du côté de la dure-mère. La table interne est restée intacte, et le cerveau n'a éprouvé aucune espèce de lésion.

Dans un cas pareil, le meilleur parti à prendre est certainement de laisser le malade abandonné aux soins de la nature. Aucun accident n'est possible du côté du cerveau. Chercher à relever l'enfoncement de la table externe par l'opération du trépan, ou par tout autre moyen, serait une manœuvre inutile, imprudente, et qui pourrait peut-être tuer le malade.

Mathieu, qui fait le sujet de l'observation deuxième, a été plus gravement affecté que *Boulet*. Il y a eu chez lui compression du cerveau, faible sans doute, mais évidente.

L'enfoncement ne s'est pas borné, comme chez *Boulet*, à la table externe et à son rapprochement de la table interne, après avoir simplement affaissé le diploé. Il y a eu en même temps, chez lui, enfoncement de la table interne, et par suite, compression du cerveau. Mais cet organe a pu s'habituer promptement à cet état, et nous avons vu disparaître assez vite les symptômes alarmants des premiers jours.

Très certainement l'état de *Mathieu* pouvait autoriser l'emploi du trépan ; et, d'après les règles admises sur ce point, le chirurgien n'aurait point été à blâmer si, dès le lendemain même de la blessure, il avait pratiqué cette opération. Mais il est très possible que l'opération eût déterminé chez lui des accidents plus graves que ceux qu'il éprouvait, et qui, d'ailleurs, se sont dissipés très vite. Le chirurgien a donc bien fait d'attendre et de réserver cette opération dangereuse pour le cas où les accidents que le blessé éprouvait eussent augmenté au lieu de décroître.

L'observation de *Bongrain* vient encore à l'appui de ce que nous venons d'avancer. Les accidents qu'il a ressentis étaient infiniment plus graves, et cependant nous avons vu que, sous l'influence d'un pansement doux, de saignées générales abondantes et répétées, de révulsifs, de la diète, etc., ces blessés se sont bien rétablis.

M. *Abernethy* dit que les malades qui avaient des fractures du crâne avec enfoncement, et auxquels on n'a pas pratiqué le trépan, n'ont jamais éprouvé d'accident, et que long-temps après leur blessure, ils continuaient de jouir d'une santé aussi parfaite que si jamais rien ne leur fût arrivé. M. *Hill* rapporte deux cas de cette espèce dans ses observations de chirurgie.

D'après les faits qu'il a observés, M. *Abernethy* pense que toutes les fois que le malade conserve l'usage plein et entier de ses sens, il est tout-à-fait inutile de le trépaner, à moins qu'il ne survienne des symptômes qui indiquent la nécessité de recourir à cette opération. On voit aussi que nous allons plus loin que M. *Abernethy*, et que nous croyons que ces symptômes doivent être graves et durables, et augmenter d'intensité pour se décider à la pratiquer.

Il est très extraordinaire, mais il n'est pas moins vrai

qu'il est impossible, d'après le degré d'enfoncement d'une portion d'os, de juger quelle sera l'intensité des accidents qui en résulteront. M. *Thomson*, dans des remarques faites dans les hôpitaux de la Belgique, en 1815, rapporte divers cas dans lesquels, quoiqu'il y ait eu une compression considérable par l'enfoncement des deux tables de l'os ou de la table interne seulement, cependant il n'y a eu ni abattement, ni paralysie, ni perte de la mémoire. Dans un de ces cas, la partie moyenne du pariétal était fracturée et enfoncée profondément par une balle, dont l'extraction fût faite le vingtième jour. Cependant, on n'observa ni paralysie, ni perte de l'intelligence ; dans un autre, une balle avait frappé et fracturé le pariétal droit ; elle s'aplatit et se logea entre les deux tables de l'os ; la table interne fut enfoncée, et cependant il ne survint aucun symptôme de compression. Le même auteur a vu un cas bien plus remarquable encore : une balle, pénétrant derrière la tempe droite, et filant en arrière et en bas, avait fracturé les os sur son passage, et était venu se loger à la surface du cerveau, sur la tente du cervelet, d'où elle fut extraite le dix-septième jour après la blessure. Il n'était point survenu d'accidents avant l'opération, et le blessé guérit à la faveur d'un traitement antiphlogistique très sévère, sans qu'il arrivât aucun ou presque aucun dérangement dans la santé générale. Le docteur *Hennen*, dans sa *Chirurgie militaire*, rapporte un cas dans lequel l'angle supérieur et postérieur du pariétal, qui avait été frappé par une balle, fut enfoncé de quinze lignes sans qu'il survînt d'accidents. Les saignées et les autres antiphlogistiques suffirent pour guérir entièrement ce soldat, en quelques semaines. Dans un cas semblable, le blessé survécut treize ans, sans autre incommodité qu'un afflux de sang vers la tête, après quelques excès de boisson : il y avait cependant au sommet de la tête un enfoncement infundibuliforme d'un pouce et demi.

Enfin, pour terminer ce qui est relatif à ce sujet, et prouver que le cerveau peut supporter une compression étendue et profonde, sans donner lieu à des symptômes très graves, nous citerons un fait dont M. *Dupuytren* nous a plusieurs fois entretenus à sa clinique.

M. de R***, banquier célèbre, habitant Paris, fut renversé avec violence de son tilbury, dans une promenade qu'il faisait aux Champs-Élysées. La tête porta sur le pavé, et il en résulta un enfoncement de tout le côté droit du frontal. Pendant huit jours il y eut perte de connaissance, mais, à l'aide de saignées abondantes, de révulsifs appliqués sur la peau ou portés sur le canal intestinal, il guérit. Aucune opération ne lui fut faite, et M. *Dupuytren* se garda bien de faire des tentatives pour la relever. Actuellement ce banquier se porte fort bien, et quoique son cerveau soit comprimé, puisqu'un côté de la tête est plus saillant que l'autre de quelques lignes, il n'éprouve aucune altération dans ses facultés intellectuelles, et prouve au contraire chaque jour, par son habileté dans les affaires, qu'il les a toutes parfaitement conservées.

M. *Dupuytren* possède encore trois ou quatre autres observations d'individus chez lesquels le frontal a été ainsi enfoncé, et qu'il est parvenu à guérir, comme M. de R., à force de saignées, de purgatifs et de révulsifs de toute espèce.

En rapportant ces observations, nous n'avons pas eu l'intention de prétendre qu'on ne doit jamais appliquer le trépan dans le cas de compression évidente du cerveau par des fragments enfoncés; nous croyons seulement qu'il ne faut pas trop se hâter de faire cette opération : mais si, au lieu de diminuer, les accidents de compression s'aggravaient, ou s'ils étaient très graves dès le début, il n'y a pas de doute que la chirurgie expectante ne serait plus d'emploi dans ce moment, et qu'il faudrait avoir recours à une chirurgie

active, au relèvement des pièces enfoncées, à la trépanation, etc.

Nous n'avons insisté sur ces observations que parce que
nous désirions prouver qu'il y a des cas d'enfoncement du
crâne qui n'exigent aucune opération, qui peuvent guérir
par un traitement très simple, et qu'une chirurgie active
serait souvent alors plus nuisible qu'utile ; car, à une maladie simple, dont la nature seule peut se débarrasser, on
substitue une opération très dangereuse, et qui, pratiquée sur un individu bien portant, peut seule le tuer.

Si les observations que nous venons de donner prouvent
que la compression du cerveau peut ne pas avoir de suites
fâcheuses, et que cette lésion peut être traitée, dans quelques cas, autrement que par une opération très chanceuse
(le trépan), les trois observations suivantes prouveront, à
leur tour, que les plaies du cerveau lui-même, et que les
pertes de substance à cet organe, sont loin d'être toujours
mortelles, et que le régime antiphlogistique convenablement employé, peut parvenir à amener à bonne fin ces terribles blessures.

Fracture du coronal par un éclat de bombe ; lésion de la dure-mère, du
cerveau ; esquilles nombreuses ; issue d'une portion considérable du cerveau ; sphacèle de ce viscère ; conservation des facultés intellectuelles et
des mouvements.

Michaud, voltigeur au 19e régiment de ligne, fut blessé
le 10 décembre 1832, à la tranchée, par un éclat d'obus
qui le frappa à la partie antérieure et supérieure du coronal.
Il fut renversé et perdit connaissance. Une plaie contuse et
à lambeau existait aux téguments du crâne ; elle était de la
largeur de la moitié de la paume de la main ; l'os sous-jacent
était enfoncé et brisé en plusieurs fragments, dans une étendue un peu plus considérable que celle du désordre des téguments. Transporté à l'ambulance de siége, il fut évacué

de suite sur l'hôpital militaire d'Anvers, *salle* 5 , lit n° 20. La plaie des téguments fut largement débridée , les pièces d'os enfoncées et réduites en esquilles , furent relevées avec une spatule, et enlevées avec des pinces. Un trou , d'une largeur supérieure à celle d'un écu de 6 francs , existait au crâne. Le coronal seul était le siége de cette ouverture. La dure-mère sous-jacente était altérée, déchirée, ainsi que la substance cérébrale correspondante. On ne pouvait savoir à quelle profondeur s'étendait la contusion et la dilacération de la substance cérébrale.

Michaud resta sans connaissance pendant vingt-quatre heures. Plusieurs saignées générales abondantes lui furent pratiquées. Un pansement doux fut fait ; il consista simplement en un linge fin troué et enduit de cérat, de la charpie et un appareil légèrement contentif. Au bout de vingt-quatre heures, son état de somnolence diminua, et quelques heures après disparut tout-à-fait. L'intelligence devint parfaitement libre, ainsi que la myotilité. A chaque pansement, que l'on faisait une fois par jour, on retirait sur le linge troué une quantité assez considérable de substance cérébrale : dans l'espace de douze jours , M. *Seutin* pense qu'on peut évaluer à la valeur de deux cuillerées à bouche ce qui en a été retiré. Il y eut , à ce qu'il m'assura , un écoulement égal de substance grise et de substance blanche. Après quelques jours de l'existence de cette blessure , le cerveau fit une hernie considérable par l'ouverture du crâne, et chaque jour une petite portion de cette saillie du cerveau était sphacélée, et s'en allait en détritus dans l'appareil.

Quand je vis ce malade , le 25 au matin, cette hernie cérébrale pouvait avoir le volume d'une très grosse noix, Elle présentait des battements très manifestes, était noire dans quelques points , et couverte de suppuration sanieuse dans le reste de son étendue. Si on la laissait à découvert et sans l'appareil légèrement compressif que M. *Seutin* y maintenait toujours exactement, on voyait cette masse cérébrale augmenter peu à peu, battre de plus en plus fort, et en quelques minutes acquérir le double de son volume. Les environs de la plaie étaient modérément enflammés, celle-ci couverte de bourgeons celluleux et vasculaires vermeils, et la suppuration de bonne nature. Le malade se sentait fort bien, sous tous les rapports, et ne se plaignait que de la sévérité de la diète à laquelle il était soumis.

Une calotte de plomb laminé, recouverte d'un linge fin et enduit de cérat, fut appliquée le 25 décembre, sur la portion du cerveau qui sortait du crâne. Elle fut assujétie par une bande légèrement serrée, et comprimait doucement le cerveau hernié.

Aucun accident ne se manifesta. Le cerveau s'affaissa peu à peu, des bourgeons celluleux et vasculaires se développèrent sur toute la partie du cerveau qui était à découvert, et joignirent bientôt ceux qui existaient sur le bord de la plaie faite au cuir chevelu.

Quand je quittai Anvers, le 2 janvier, ce blessé était dans l'état le plus satisfaisant.

Fracture du coronal par un éclat de bombe; esquilles; ouverture considérable au crâne; issue du cerveau; déperdition de substance de cet organe; conservation des facultés intellectuelles et des mouvements.

Copey, âgé de vingt-deux ans, fusilier au 18e régiment de ligne, fut blessé, le 8 décembre, par un éclat d'obus à la tête. Le coup porta sur la partie un peu inférieure et latérale gauche du coronal. Les téguments furent divisés, et les os brisés en esquilles furent enfoncés dans l'étendue de deux pouces de diamètre à peu près. Le désordre s'étendit jusque près de la voûte orbitaire; la dure-mère et l'arachnoïde furent aussi divisées, et le cerveau atteint superficiellement. Il s'en écoula en détritus la valeur de deux cuillerées

à café à peu près. La substance corticale seule fut intéressée.
Copey, tombé sans connaissance , fut transporté de l'ambulance de tranchée à l'ambulance de siége, et dirigé sur
l'hôpital d'Anvers , salle 5 , n° 1. Là , les esquilles furent
extraites ; quelques-unes s'étendaient jusques près de l'apophyse orbitaire externe du coronal ; la plaie nettoyée fut
débridée largement ; des saignées générales abondantes et
réitérées furent pratiquées. Le blessé resta dans un état de
coma et de somnolence pendant trente et quelques heures
environ. Au bout de ce temps, il reprit parfaitement sa
connaissance. Ses mouvements étaient libres. La plaie fut
pansée mollement ; du linge troué et enduit de cérat, de la
charpie fine , quelques compresses , et une bande très légèrement serrée constituèrent tout l'appareil. Aucun accident
ne se manifesta ; la plaie des téguments et des membranes
du cerveau se détergea peu à peu. Une suppuration de
bonne nature s'en empara.

Quand je vis *Copey*, le 23 décembre, quatorze jours
après sa blessure, je le trouvai dans un très bon état ; ses
facultés intellectuelles, et ses mouvements très libres. Il
lisait même un livre, quand je l'abordai. Il avait bon appétit. La plaie des téguments était couverte de bourgeons
charnus vermeils ; il en était de même de celle du cerveau,
dont les battements étaient très sensibles, mais qui ne faisait aucune saillie ; les bourgeons charnus qui la recou-
vraient étaient à peu près au niveau des téguments. Cette
ouverture du crâne, qui n'était point ronde, pouvait avoir
à ce moment une étendue supérieure à celle d'un écu de
cinq francs. Le malade fut assujéti à une diète sévère. Tous
les deux jours, pendant la première quinzaine après sa
blessure, on lui administrait un purgatif à titre de révulsif.
Des boissons délayantes et rafraîchissantes lui étaient données dans le cours de la journée.

Jusqu'au 2 janvier, aucun accident ne survint, et à cette époque, tout faisait espérer une guérison prochaine.

Fracture du coronal avec enfoncement; enlèvement de nombreuses esquilles, d'une partie de la voûte orbitaire; déperdition de substance au cerveau; conservation de l'intelligence, de la sensibilité et des mouvements.

Guibou, âgé de trente ans, soldat au 1er régiment du génie, reçut, le 16 décembre, un coup de mitraille à la partie latérale droite et inférieure du coronal. Il en résulta une plaie contuse à lambeau, et un enfoncement avec esquilles de l'os immédiatement au-dessus de l'arcade orbitaire; cet enfoncement avait la largeur d'une pièce de cinq francs au moins. Il reçut les premiers secours à l'ambulance de *Berchem*, et de là fut évacué sur l'hôpital militaire d'*Anvers*. Il n'avait pas perdu connaissance. Toutes les esquilles furent enlevées les unes après les autres, et avec précaution. Une grande portion de la voûte orbitaire fut extraite; le était à nu, ses membranes déchirées, et une portion de sa cerveau propre substance en bouillie. Il s'en écoula à peu près la valeur de trois ou quatre cuillerées à café. Il n'y eut, dans le cours de sa maladie, aucune paralysie, aucune perte du sentiment, du mouvement et des facultés intellectuelles. Plusieurs larges saignées furent pratiquées, moins pour combattre les accidents que pour les prévenir. Des purgatifs furent administrés dans le même but, pour dériver sur le canal intestinal.

Aucun accident ne se manifesta, et le 23, époque à laquelle je vis le malade, la solution de continuité présentait déjà un commencement de cicatrisation; les bourgeons celluleux et vasculaires, de bonne nature, étaient développés dans le fond et sur les bords; la suppuration était abondante et de bonne nature. Les pansements avaient été rares; on ne les faisait, dans les premiers temps, que tous les quatre ou cinq jours. A dater du 3o, époque à laquelle la suppuration était abondante, on les fit tous les jours. Le 31, ce malade était dans un état parfaitement bon ; il était sans fièvre, avait de l'appétit et souffrait fort peu.

Le 2 janvier, les bourgeons vasculaires couvraient toute l'étendue de la plaie des téguments et du cerveau, qu'on ne pouvait plus apercevoir ; la suppuration diminuait déjà sensiblement. Tout était dans l'état le plus satisfaisant, sous le rapport général et local.

Fracture du crâne sur la suture sagittale ; paralysie du membre abdomina gauche ; lésion du sinus longitudinal supérieur par des esquilles ; compression du cerveau ; extraction de ces esquilles ; hémorrhagie.

Melnotte, âgé de vingt-quatre ans, fusilier au 65e régiment de ligne, fut blessé, par un éclat d'obus, au sommet de la tête, le 21 décembre. Il perdit connaissance seulement pendant quelques minutes. Transporté à l'ambulance de tranchée, on constata au vertex une petite plaie contuse. Elle était située justement sur la suture sagittale. Les os du crâne étaient enfoncés de chaque côté de cette suture. Cet enfoncement, profond de quatre lignes environ, était de la largeur d'une pièce de vingt sols. La plaie fut débridée crucialement, pansée simplement, et le blessé transporté à l'hôpital d'Anvers. Il y fut en quelque sorte oublié pendant six jours. On n'examina point sa plaie avec soin, on se borna à la panser avec du linge fenêtré enduit de cérat, de la charpie, quelques compresses et une bande simplement contentive.

Le 26, j'examinai le malade. Ses réponses étaient très lentes, mais justes ; sa figure un peu hébétée. Il voyait bien des deux yeux, entendait bien des deux oreilles, remuait librement les deux membres supérieurs et le membre inférieur droit ; mais les mouvements du membre abdominal gauche étaient absolument perdus. La sensibilité seule était conservée.

Le 27, même état. Je crus que l'intention de M. *Seutin* était de se conduire, pour *Melnotte*, comme il avait fait pour *Bongrain*, c'est-à-dire abandonner le malade à la nature, et laisser le cerveau s'habituer à la compression; mais il n'en fut pas ainsi. Le blessé, comme je l'ai dit, avait été presque oublié. M. *Seutin* le voyait pour la première fois ; il le dépansa, écarta les bords de la plaie, et reconnaissant un enfoncement profond de quatre lignes, il procéda au soulèvement des esquilles avec une spatule, et à leur extraction avec une pince à anneaux. Huit ou dix esquilles anguleuses, pointues et enfoncées plus ou moins dans les membranes et la substance cérébrale, furent ôtées. Le sinus longitudinal supérieur avait été ouvert et déchiré par ces esquilles ; mais elles mettaient, par leur présence, obstacle à l'hémorrhagie. A peine furent-elles ôtées, que celle-ci se manifesta ; elle était purement veineuse, et sortait cependant par saccades, produites par les battements du cerveau. Un morceau d'éponge fut placé dans l'ouverture du crâne, qui était de la largeur d'une pièce de quinze sols à peu près, inégale, garnie d'angles et de pointes saillantes à son pourtour. De la charpie, des compresses et une bande très peu serrée complétèrent l'appareil.

Le lendemain 28, mieux sensible. Le malade est moins rouge, plus agile, répond plus vite ; il croit déjà remuer un peu mieux sa jambe gauche. Chaque jour l'amélioration faisait des progrès ; et les mouvements se rétablissaient évidemment dans le membre abdominal. Lorsque je quittai la Belgique, tout semblait se réunir pour faire espérer une guérison prochaine.

J'ignore ce que ce malade est devenu.

M. *Seutin* avait eu quelques jours auparavant dans l'hôpital un soldat, dont la blessure était à peu près la même que celle de *Melnotte*, quoique beaucoup plus grave, et qui donnait l'espoir de guérison, lorsque le soldat se tua par accident.

Cet homme avait reçu une petite bombe à la Cohorn sur le sommet de la tête. La voûte du crâne avait été enfoncée de quelques lignes de profondeur, et dans une étendue égale à celle de la paume de la main. La plaie fut débridée largement et crucialement ; des esquilles nombreuses furent extraites, et le crâne présenta une ouverture énorme. Le sinus longitudinal avait été ouvert, et une hémorrhagie veineuse des plus abondantes avait eu lieu ; elle fut arrêtée par une compression légère, faite au moyen de morceaux d'éponge, de la charpie, quelques compresses et une bande. Le malade alla fort bien pendant les premiers jours ; son intelligence était intacte ; ses mouvements très libres ; il était sans coma, sans fièvre, et avait de l'appétit. Le cinquième jour on leva l'appareil : une hémorrhagie nouvelle et aussi abondante que la première se manifesta ; elle fut arrêtée par les mêmes moyens, et on se proposait alors de ne panser le malade que le plus tard possible, lorsque voulant, le huitième ou le neuvième jour de sa blessure, se baisser, pour prendre son vase de nuit sous son lit, il se précipita par terre la tête la première, tomba sur sa blessure même, et mourut subitement.

FIN.

TABLE ANALYTIQUE
DES MATIÈRES.

Avant-propos. Pag. vij
Organisation des ambulances de l'armée. 6
Personnel du service de santé. 7
Ambulance de réserve.. 7
Ambulance de tranchée. 7
Des hôpitaux militaires destinés aux blessés de l'armée. . . . 8
Médecins et chirurgiens belges de l'hôpital militaire d'Anvers. . 9
Des blessés et des morts de l'armée hollandaise. 9
Nombre des militaires français tués ou blessés. 12
Principes de M. *Dupuytren* connus et appréciés par les chirurgiens
   militaires. 13
Divisions des blessures produites par la poudre à canon. . . . 13
Des contusions produites par les projectiles lancés par la poudre à
   canon. 13
Des divers degrés de contusion observés au siège d'Anvers. . . 13
Des degrés admis par M. *Dupuytren* dans la contusion. . . . 14
De la contusion des nerfs. 15
De l'ecchymose. 15
Dangers de quelques contusions superficielles. 15
Observation d'une amaurose par suite d'une contusion légère du
   globe de l'œil par un éclat de bombe. 15
Autres faits semblables. 17
Des illusions que produisent les tumeurs ou bosses sanguines. —
   Dangers des erreurs de diagnostic dans ces circonstances. . 18 et 19
Des contusions cachées produites par les boulets et autres gros pro-
   jectiles. — Idées théoriques erronées à cet égard.— Du vent du
   boulet. — Du choc électrique. — Causes véritables. . . . 20
Explication du mode d'action. 20
Observations.. . . . . De 22 à 28
Des contusions cachées produites par des projectiles autres que ceux
   qui sont lancés par la poudre à canon. — Analogie. . . . 28
Observations de rupture de vessie, d'intestin, par suite de coups
   reçus sur la paroi abdominale qui est restée intacte. . . . 28
Des contusions cachées produites par des balles. 31
Des varices qui surviennent à la suite des contusions. 31
Des contusions des organes protégés par des os. 31
Des solutions de continuité produites par les projectiles lancés par
   la poudre à canon. 32
Des plaies simples. 32
Différence des ouvertures d'entrée et de sortie dans les coups de
   feu tirés à distance, ou à bout portant. 32

Observation remarquable. . . . . Pag. 33
Effets physiques des projectiles sur les corps inertes. 35
Expériences faites sur des planches. 35
Observations. 36
Application de la connaissance de ces faits au corps humain. . . 37
Des coups à distance. — Des coups à bout portant. 37
Des perforations des os, sans fracture.—Dispositions anatomiques
  qui favorisent cette perforation. 38
Expériences à ce sujet. 38
Observation. 38
Des coups de balle à travers les os du crâne. 42
Importance de la connaissance de la différence des ouvertures d'en-
  trée et de sortie pour la médecine légale. 42
Expériences à ce sujet. . . . .
Observations. 43
Erreurs commises par *Ledran* et *M. Richerand* à l'occasion des
  différences de forme des ouvertures d'entrée et de sortie des
  balles. 45
Action des balles sur les corps inertes fragiles. 45
Analogie de ces effets avec ceux qui ont lieu sur le corps humain. 45
Action des balles sur les corps inertes très durs. 46
Des fractures comminutives des os longs. 46
Des balles logées dans la substance compacte des os longs. . . 47
Observations. 47
Des fractures simples des os longs par les balles. 47
Observation. 47
Des gouttières, rainures, écornures des os. 48
Observations. 49
Des fractures comminutives. 50
Des fissures des os. 50
Gravité de ces lésions. 51
Des fractures comminutives d'un seul os des membres. . . . 51
Terminaison ordinaire des fractures comminutives des os. . . . 51
Des plaies des articulations observées à Anvers. 53
Gravité de ces lésions. 54
Des perforations complètes des articulations. 54
Terminaison ordinaire des plaies d'articulations. 54
Observations. 55
Opinions des auteurs sur ce sujet. 57
Des plaies des parois des cavités splanchniques. 58
Division de ces plaies. 58
Des plaies des parties molles de ces parois. 59
Des plaies des parties molles et des parties dures de ces parois. . 59
De l'enlèvement complet des membres par les boulets. . . . 59
De l'existence et de l'absence de l'hémorrhagie dans ces cas. . . 59
Observation remarquable. 60
De la nécessité de l'amputation nouvelle dans les cas d'enlèvement
  complet des membres. 61
Observations. 61
Des plaies produites par les boulets aux membres. 61

Des boulets qui frappent les parois des cavités splanchniques... Pag. 63

Des projectiles qui contournent les surfaces convexes. 64

Action des projectiles sur les surfaces convexes. 65

Application au corps humain. 65

Observations. 65

Causes de ces déviations. 65

Action des projectiles sur les surfaces concaves. 67

Application au corps humain. 67

Observations. 68

Des déviations des projectiles au milieu des autres parties. 71

Causes. 71

Observations. 72

Opinion de M. *Chevalier* sur les déviations des balles. 73

Opinion de *Guthrie* sur le même sujet. 73

Des coups heureux ou des projectiles qui traversent les parties sans blesser aucun organe important. 74

Observations. 75

Effets physiques des projectiles sur les tissus de laine, de lin, le feutre, etc. 77

Applications. 77

Des balles et autres projectiles coiffés. 78

Observations. 78

Des hémorrhagies à la suite des plaies par armes à feu. 81

De l'absence, de l'existence de ces hémorrhagies. 81

Observations. 82

Des hémorrhagies consécutives. 85

Époque à laquelle elles se font. 86

Dangers de ces hémorrhagies. 86

Observation. 87

Des brûlures faites par la poudre à canon. 88

Du traitement suivi à Anvers dans les blessures par armes à feu. 90

Traitement des plaies simples. 91

Du débridement. 91

Traitement de l'inflammation. 93

De l'hémorrhagie. 94

Traitement des plaies compliquées de fracture aux os. 94

De l'appareil ordinaire. 95

Modification imaginée par M. *Seutin*. 95

De l'appareil permanent. 95

Réfutation de l'opinion généralement accréditée que les chirurgiens militaires pratiquent trop d'amputations des membres. 95

De l'amputation primitive et de l'amputation consécutive. 97

Résultats des amputations pratiquées à Anvers. 98

Particularités sur le manuel des amputations pratiquées à Anvers. 99

De la méthode circulaire dans l'amputation des membres, dans leur continuité, ou dans leur contiguité. 101

De l'extirpation de la cuisse. 102

De l'amputation de la cuisse à sa partie supérieure, considérée comme équivalant à l'extirpation complète du membre. 102

Du mode de pansement après les amputations. 102

Réunion médiate. Pag. 103
Réunion immédiate. 104
Réunion semi-primitive. 104
Des résections des os. 104
Observation d'une résection du tiers supérieur du fémur. 105
Réflexions sur cette opération. 107
Observations de résections des côtes. 109
Du traitement général des blessures par armes à feu. 111
De l'influence des impressions morales. 112
Des complications des plaies.. 112
Commotion, stupeur. 113
Des cas dans lesquels ces complications n'existent pas. 113
De l'étranglement. 114
Circonstances anatomiques qui le favorisent. 114
Du débridement considéré comme moyen préventif et comme
    moyen curatif de l'étranglement. 115
Manière de pratiquer le débridement. 116
Tétanos. 116
Circonstances dans lesquelles il s'est manifesté à Anvers. . . . 117
Des causes de cette maladie. 117
Observations. 118
Utilité de l'acétate de morphine dans cette maladie.. 121
Observations. 121
De la gangrène traumatique. 123
Utilité de l'amputation avant que la gangrène traumatique soit bornée. 123
Des corps étrangers. 123
Des gros projectiles, comme biscaïens, boulets, éclats de bombe
    cachés au milieu des parties. 124
Observations. 125
Des déformations des balles de plomb.. 126
Des divisions des balles. 126
Observations. 126
Des plaies de tête produites par des coups de feu. 131
Opinions différentes des auteurs sur l'opération du trépan. . . . 132
De l'enfoncement de la table externe des os du crâne. 133
Inutilité de l'opération du trépan dans ce cas.. 133
De l'enfoncement des deux tables des os du crâne. 133
De la compression du cerveau. 133
Des cas de compression du cerveau par des fragments enfoncés et
    qui peuvent se guérir sans opération de trépan. 133
Du traitement convenable dans ces cas. 133
Observations. 133
Réflexions sur ces observations. 137
Des lésions du cerveau par des coups de feu.—Perte de substance.
    —Hernie.. 141
Observations de guérison. 142
De la lésion du sinus longitudinal supérieur. 146
Observations.. 146

FIN DE LA TABLE.

www.ingramcontent.com/pod-product-compliance
Ingram Content Group UK Ltd.
Pitfield, Milton Keynes, MK11 3LW, UK
UKHW022230120726
13694UKWH00002B/773